U0053527

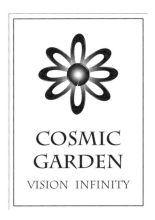

COSMIC
GARDEN
VISION INFINITY

The Portal to Cosmic Consciousness

關於能量——
能量運作和日常生活的能量平衡

Your Energy in Action:
Energy Balancing for Daily Living

作者：
卡比爾‧賈菲(Kabir Jaffe)、瑞塔瑪‧黛維森(Ritama Davidson)、
瑪格莉塔‧貝梭（Margaretha Bessel）、克莉斯提安‧巴赫特（Christiane Becht）

譯者：
丁凡、張志華

園丁的話

這是一本能量入門書
談基礎的能量平衡技巧

如本書所說，一切都是能量，能量無所不在
話語是能量，文字是能量，思想是能量
情緒是能量，愛是能量，恨是能量…
萬事萬物皆是能量

如果每個人都知道能量無所不在，能量作用是再自然不過的事
而且知道如何以簡單的能量技巧
隔離和清理生活中難免的能量轟炸或碎屑
也就可以免除許多不必要的不安和負面能量的侵擾了

說到清理能量，順便提一下
請不要相信有人可以代為清除業力的事
這完全不符合宇宙法則
自己的業要自己處理
會收費清人業力者，不是心術偏了就是書沒讀通

話說回來
能量即光，而我們都是光
這也是本書說的，我們的內在本質是金色的光的存有
我們在此是為活出本質的光
是要將較高頻率的能量與品質落實在這個世上

希望這本能量入門書
能夠協助讀者瞭解能量並善用能量
記得，當你提升了自己的振動
你獨特的光將散發出去
影響整體朝向一個覺知和開悟的文明邁進

不要小看自己的能量影響力
你是有力量的！

目錄
Contents

序

起源

一九七五年，我，卡比爾，經歷了能量爆發。我去上一個太極氣功的工作坊，研究「氣」，也就是生命力。某些東西甦醒了。接下來的三週我都沒有睡覺。我住在山上，那時是冬天，地上還有積雪，我卻只穿件 T 恤走來走去。我可以感覺我充沛的能量在燃燒而且滿溢。三週後，這個經驗的強度逐漸減弱，然而我的人生卻再也不同。生命對我開啟了一個全新的領域，許多改變因此而生。

我開始覺察到能量的世界。存在於我之內和四周的，是我從不曾知道的強大力量。這些力量不僅影響我，也不分好壞的從各方面形塑了我的生命。在將近四十年之後，透過「能量平衡」，能量更是成為我生命中的重要核心。

「能量平衡」

能量平衡是基於瞭解能量如何在人類的能量場裡，以及如何在我們之間和四周的世界流動。能量平衡根源於能量科學——能量療癒與醫學（Energy Healing and Medicine）、能量心理學（Energy Psychology）以及瑜伽和印度脈輪系統所教導的能量靈性學（Energy Spirituality）。

能量平衡的目的是將能量的觀念帶到日常生活中，教導保持

自身的平衡與專注、改善關係、提升效率,以及達到更高意識的能量技巧。能量平衡的重點是在我們所做的一切,創造對能量的覺察,並發展控制能量的技巧,使我們的生活過得更好。

能量平衡提供我們可在日常生活中隨時應用的有力工具,它能將能量科學的豐富資源化為實際可行的行動。

本書的目標

我們的主要目標是切合實際——教導能量技巧,使你的生活更好。因此本書強調的是日常生活會遇到的情況,以及其中涉及的能量。

我們將探索能量的三個面向:
- 你自己的能量——你在用自己的能量做什麼?如何讓自己保持平衡,居於中心?
- 行動中的能量——創造更理想生活的能量技巧。
- 關係中的能量——人際互動間的能量技巧。

我們的次要目標是協助你「瞭解能量」,以對能量的理解來看待生活。本書引導大家進入能量的奇妙世界,瞭解能量在我們的生活中如何產生作用。這個深刻的洞察會讓你瞭解影響你的強大力量,你會對你是誰,為何是這樣行動、感覺和思考,以及為何生活中會有某些事情發生,都將有更深的體會。

我們希望透過這趟能量的旅程,帶領你到奇妙之境。能夠覺

察到能量將會開啟你自我發展的道路，引領你進入一個嶄新的世界，在那裡，生活與存在充滿了力量、神奇與美好。

更大的觀點

能量平衡反映了前所未有的重要現象。有數以百萬的人正出現新的感知能力，他們能夠感知到先前隱蔽的能量世界。能量雖然一直存在，但在過去卻不被注意。它最多只被認為是一種直覺或本能的反應。只有少數的進化靈魂——巫醫 / 藥師、神秘主義者和療癒者對能量有較多感知或察覺，大多數人的這個感官 / 能力仍然在沉睡當中。

但過去這一百年來，全球有了根本的變化。如今有數百萬人突然開始在探索能量，而以能量為基礎的全新知識也紛紛出現，例如能量醫學、能量心理學和能量靈性學。本書更深層的目的便是協助大家理解這些新觀點和知識，並且有意識的運用能量。

行動中的能量——經驗的層次

本書邀請大家更積極地參與我們星球的進化；透過運用能量，讓自己更成熟並達到意識的提升。

我們發現，能量對於喚醒意識和改善生活的過程具有無比的影響力。我們也深切相信這份工作的意義。

你可以單純的閱讀本書，瞭解人生的其他面向，你會發現那是有趣且重要的層面。然而，我們非常希望鼓勵你進入能量

的世界,我們希望透過書中的練習,帶引你體驗另一個全然不同的層次。

你對能量的敏感度和運用能量的技巧,會隨著時間進步。一開始你可能沒有任何感覺,或只是很輕微的感受。但慢慢地,感覺會變得非常清晰,你會訝異自己怎麼從來沒有注意到。

網路和實際訓練

我們有支持的網路資源、輔助教材和許多貼近生活的練習,可以協助你探究得更為深入:

- ·許多練習的錄影帶,並有講解和圖解。
- ·對於想更深入體驗的人,我們將會有能量平衡的線上課程,協助你瞭解和學習。
- ·你在我們的學校或工作坊也可以得到實際的訓練。你可以完全沉浸在能量世界裡,好好體驗。

請參考我們的網站: www.energybalancing.me

關於本書的書寫

本書是團隊合作的結果。我們因為以下四個原因,選擇團隊書寫的方式。首先,我們每個人都能為本書貢獻自己獨特的能量經驗。第二,團隊合作創造了一個大於我們任何人的「團體氛圍」,這使得本書更有力量。第三,能量平衡學院是一個團隊合作的地方,我們希望本書能夠代表整體團隊。最後,就是純粹比較好玩。當一個團隊真的達到和諧一致

時，合作真是件愉快的事。我們強化彼此的強項，並且達到某種非常高度的團體覺知。

「能量」這個主題非常廣泛，因此我們寫這本書的最大挑戰就是要排除內容。我們原本傾向將所有內容放進一本書裡，但這樣的體驗會讓讀者難以負荷。於是我們很努力的刪除和簡化內容，讓這本書更容易理解。因此，我們決定專注在人類的「能量場」。下一本書則會討論另一個重要的能量領域：能量中心，也就是脈輪。

我們努力以盡可能正確的圖示來表示能量，但我們知道這些插圖最多只能稱為一半正確！我們說「一半正確」是因為這些繪圖簡化了極為複雜的立體空間的世界，我們發現能量實在很難精準的以圖畫來呈現。

關於我們四位作者

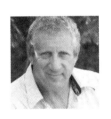

卡比爾・賈菲（Kabir Jaffe）
本質訓練（Essence Training）、能量平衡學院（Energy Balancing Institute）和人類潛能科學學院（Science of Human Potential Institute）的創建者

卡比爾・賈菲是以能量為基礎的新心理學和靈性先驅。他是心理學家、占星學家、能量治療師、作家以及本質訓練、能量平衡學院和人類潛能科學學院的創建者。卡比爾在四十多年前踏上內在工作的旅程。他是專業的臨床心理醫生，曾經住在印度的修行地十八年。卡比爾描述自己是「有兩個翅膀

的人——一邊是科學家，另一邊是神秘學家」。

一九五五年，他和伴侶瑞塔瑪（Ritama）建立了「本質訓練」，一個致力於「內在工作」的學校，幫助大家學習如何使用能量達到意識覺醒，並為世界帶來正向改變。卡比爾對意識的演化極感興趣，他發展出一種新的心理學：人類潛能科學。他的心理地圖模型闡釋能量、意識、演化和靈性之間的相互關係，目的在協助其他人更能理解人類在這個階段正進行的深刻演化。在累積了數十年訓練全人專業人士的經驗之後，卡比爾建立了「能量平衡學院」以及稱為「人類潛能科學學院」的智庫。他曾與瑞塔瑪合著《靛藍成人的地球手冊》。

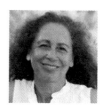

瑞塔瑪・黛維森（Ritama Davidson）
本質訓練、能量平衡學院和人類潛能科學學院的共同創建者

瑞塔瑪・黛維森是一位很有天賦的能量解讀者、作家，也是本質訓練、能量平衡學院和人類潛能科學學院的共同創建者。

瑞塔瑪從小便尋找超越物質世界的生命真相。即使是在擔任專業舞者與編舞者的時候，她就創作了與生命能量母體有關的舞蹈。她住在紐約時，從事按摩治療。三十二歲那年，她發生了車禍，這次事件觸發她看到和聽到靈魂的能力。雖然她當時對能量世界已經非常敏感，她仍然決定放棄按摩治療，接受能量訓練。當她在一九九四年遇到終身伴侶和事業上的伙伴卡比爾・賈菲時，她就知道結合兩人對能量的獨特

經驗將會激發巨大的潛能。

她曾與卡比爾合著《靛藍成人的地球手冊》。瑞塔瑪相信，能量工作可以幫助我們對自己和別人發展出深刻的理解、慈悲心與愛，並因此成為解除世間痛苦的途徑。

> 瑪格莉塔・貝梭（Margaretha Bessel）
> 本質訓練主任、能量平衡學院院長

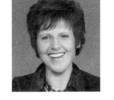

瑪格莉塔・貝梭是能量治療師、作家、專業歌手和聲音訓練師。她是能量平衡學院的院長，同時也是本質訓練的主任。瑪格莉塔來自德國，擁有一半的荷蘭血統。父親是牧師的她，小時候每次聽到音樂，身體就會有奇妙的共鳴，她覺得自己連結上了超越自我的更大力量。她在一九九五年接觸到本質訓練，學會用能量工作和更高的層次共鳴。

瑪格莉塔的生命經驗讓本書更紮實、清晰和實際，有助讀者更瞭解靈性。身為歌唱家和聲音治療師的經歷，讓她對聲音的能量具有高度敏感，使得她的能量工作更具獨特深度。

她運用義大利傳統美聲唱法（Bel Canto）結合能量工具，發展出一套訓練歌手的新方法，她稱為「讓聲音自由，唱你的歌」（Free Your Voice & Sing Your Song）。瑪格莉塔對於協助點燃人們對能量的覺知充滿熱情，她不斷在全球靈性覺醒上貢獻一己之力。

她的網站：www.MargarethaBessel.de 和 www.FreeYourVoice.de

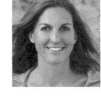

克莉斯提安‧巴赫特（Chrstiane Becht）
本質訓練教師、能量平衡學院主任

克莉斯提安‧巴赫特是作家、本質訓練的
教師、國際演說家，以及能量平衡學院的
行銷主任。

克莉斯提安是德國人，曾是曲棍球聯賽的球員，並曾在
全球五百大公司，卡夫食品（Kraft）和寶僑（Proctor &
Gamble）工作。克莉斯提安還是自己的市場研究公司總裁
時，開始注意到房間裡的能量如何影響人們。這個觀察使得
她進一步研究風水、脈輪、氣場、靈性、通靈術和心理學，
並進行能量療癒的工作。二〇〇五年，她接觸到本質訓練和
能量平衡。她對這些獨特方法感到著迷，進一步發展出能量
平衡的工作坊和課程。在看到這些工作對個案產生的正向且
快速的影響後，她和三位同事合著了本書。

克莉斯提安在本書引入她在真實生活中運用能量平衡的大量
經驗，以及快速學習這些簡單且具高度效益的方法，使讀者
可以透過這本「高效」催化劑，進入更高層次的生活和個人
轉化。

第一部分
能量世界與你

1.
能量的世界
尋常，非比尋常

卡比爾的故事：

> 我擔憂地坐在餐桌上。食物還沒上桌，我的胃已經因緊張而抽筋。母親拿著主菜走進飯廳，我的焦慮立刻加劇；我知道菜會不夠鹹。她放的鹽總是太少。

> 問題其實不是鹽；而是要求別人遞鹽給我。鹽罐放在桌子另一頭。我必須開口，於是大家都會看我。

> 我的「問題」就是我非常非常害羞。只要有人在，我的舌頭就會打結。我會感覺五臟六腑扭成一團，脖子像是被人掐住一樣。我無法呼吸，而當我說話時，我就像是在一個空心的大鼓裡面，所有一切嗡嗡作響，而且還有回音。但我越是拖著不開口，我的感覺越糟。我會開始批判並責怪自己：「我是有什麼問題？為什麼沒法開口？每個人都覺得我很古怪。我真是糟透了。」

回想那個年輕男孩，我無法相信自己過去四十年來竟然都是在群眾面前演說、主持工作坊。這簡直是不可思議。我實在很感激自己接觸到「能量和內在工作」。

我的轉變是來自好幾個方面。

害羞是一種保護的形式

首先，我開始瞭解。我意識到自己當時經驗的害羞其實是一種在團體裡保護自己的機制。

> 自己當時經驗到的害羞事實上是一種在團體中保護自己的機制。

這麼說可能聽起來很怪，因為我來自一個「好家庭」，我們家沒有酗酒或暴力這類嚴重問題。我的父母是有禮貌、有文化和溫和的人，並且受過良好教育。家庭氣氛通常都是支持和正面的。

所以，我為什麼會變得需要保護自己呢？

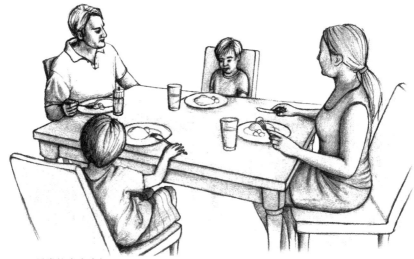

尋常的家庭晚餐…
我們住在一個大部分時間都很熟悉的世界。但透過能量的角度來看，即使最尋常的情況也不是眼睛所見的景象。

因為請別人遞鹽給我從來不是像說起來那麼簡單。看不見的檯面下暗潮洶湧。我哥哥一定會嘲諷的說：「噢，他總是覺得不夠鹹。」或是離鹽罐最近的父親因為正跟鄰座的人說話而給我一個難看的眼色，只因我干擾了他。

這些看起來都不是什麼大事，我似乎是在小題大作。但我為什麼會因這些小事這麼困擾？

暗諷和惱怒不是隱微的小事；它們是很強的能量，直接射到心裡。

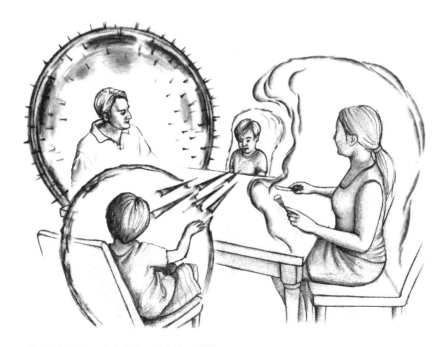

…當透過能量的眼睛來看時，其實並不尋常。

即使是在最簡單的情境，真實情形都會很令人吃驚。各種能量在人們心裡和彼此之間流動。

像是沒有皮膚保護

因為我直接接收到這些隱微的嘲笑和煩躁，我覺得自己像是沒有任何皮膚保護似的。別人的難看眼色像燒灼的鐵絲般刺傷我。這樣的互動就像被帶刺的仙人掌刺到。批評與責難就像刺一般，就算幾小時過後，我依然感到痛苦。與人相處常常是難受的經驗。

當時的我無法解釋，但現在，當我以理解的眼光回頭看，我瞭解了自己那時是活在恐懼裡。每個人對我來說都很危險；他們充滿了憤怒、批判、怨恨或苦澀。他們像是被痛苦、沮喪、興奮或失望的情緒雲朵所籠罩。

即使他們友善的時候，我感覺起來卻不是如此。譬如我母親會說：「你再多吃一點蔬菜。我特別為你作的。它們對你的健康好，你吃了就會長得又高又壯。」我可以感受到她的關懷，但我更感覺到我對某個不明確的東西有所反應。

> 我生活在恐懼裡。每個人對我來說都很危險；他們充滿了憤怒、批判、怨恨或苦澀。他們像是被痛苦、沮喪、興奮或失望的情緒雲朵所籠罩。

長大後，我開始研究人的內在心理，試圖找出自己痛苦的源由。我瞭解到，在母親關懷的背後是她自己的恐懼。我的母親生長在經濟大蕭條的時代，她的童年總是缺這缺那，她常因營養不良而生病。童年創傷仍在她心裡。雖然我們現在過著舒適的中產階級生活，她的恐懼仍然充斥在她教養孩子的方式。她總是在擔心，焦慮東西會不夠用。當她

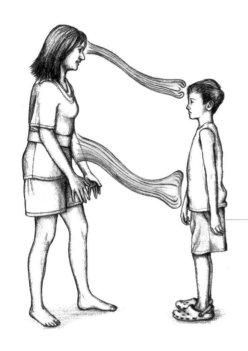

我母親的關懷發送出強大的控制和束縛的能量繩索進入我的身體。

一個母親的關懷

提供食物，她內心隱藏的焦慮便成了話裡的毒素，我完全被她焦慮的能量影響。

我開始瞭解我的害羞是我學到的生存保護機制：如果他們看不到我，他們就無法傷害我。引起注意是危險的。

我的逃避反應從很小就開始了。我的逃避方法就是能量在身體裡蜷縮成一個很緊很小的球。而當我必須說話時，我的防禦機制會響起警訊，用它知道的唯一方法示警：胃部緊縮、感到緊張、窒息、自責和覺得被批判。

我真的很困惑。為什麼這些人性的暗流能夠如此影響我？為什麼我會感覺這麼痛苦和威脅，但其他人卻不覺得有什麼？為什麼我會發展出這麼極端的保護機制？

根本問題——敏感

隨著我學習有關能量的知識，我發現了自己真正的「問題」
並不是害羞，而是敏感；我能感覺到一切。我沒有很強的
人我界限，於是我在太多的人際互動中覺得被侵入或侵犯，
感覺自己被利用和錯誤對待。我很少覺得有人是「乾淨」
的。我和另一個人相處而覺得安全的時候非常少，少得用
一隻手就數得出來。

剛開始的時候，我懷疑自己是否有偏執或多疑的傾向；我
在沒有黑暗的情況下也看到黑暗，或是把很小的事情放大，
將蟻丘當成了大山。

> 我真正的問題是敏感。我感覺到一切。我理解每個人都很敏
> 感，大家都痛苦，都掙扎於生存。別人所做的讓我痛苦的事
> 只是出於他們的保護機制。

當我觀察周遭，我明白了多數人也很敏感，他們也都感受到
我感覺到的痛苦，於是我終於明瞭，其實大多數人都很敏
感，只不過他們發展出不同的適應機制。我是退縮，另一
個人可能是變得有攻擊性，而另一個則可能說話變得大聲。
也有人是退縮到心裡，因此身體沒了感覺。

每個人似乎都有痛苦，也都因生存而掙扎。我瞭解到，即
使別人做出讓我痛苦的事，那大都是出於他們的保護機制。
他們為了生存而發展出這種機制。

每個人都被「某些東西」籠罩

令人不可置信的是，我開始看到每個人都有一層保護，像
是被包裹在某種雲霧裡，顯得有些模糊，讓人看不清楚。
這些「能量」就像飛鏢、短刀、吸塵器的抽吸管和有毒的
雲霧似地在我們之間飛來飛去。這真的很詭異！

某些常見的能量生存機制

每個人都對能量敏感，並且為了生存而掙扎奮鬥。以下是
幾種我們會使用的機制。

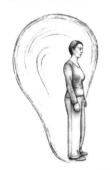
能量退縮到自己的後方

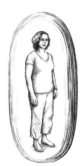
高牆似的能量

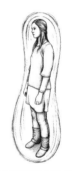
縮小和緊縮的能量

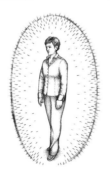
仙人掌型的能量

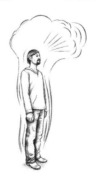
能量集中到了腦袋

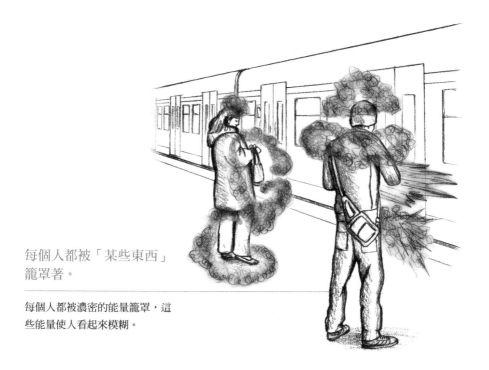

每個人都被「某些東西」
籠罩著。

每個人都被濃密的能量籠罩，這
些能量使人看起來模糊。

讓我覺得更奇怪的是，好像沒有人注意到這些能量。沒有人
說到它們。當我提到時，大家看我的神情好像我瘋了一樣。
也許我是瘋了。這就好像我是活在某個怪異的科幻電影裡
頭，只有我能看到那些能量。

幸運的是，我後來發現不是只有我能看到這些能量。我開始
遇到有同樣經驗的人。當我跟他們一起，而正好又有些情況
發生時，我們會轉向彼此問道：「你看到了嗎？」而那人的
體驗就跟我一模一樣。

這真是太棒了。我看到的是真的！不是我虛構出來的。

於是這個問題成了我生命的核心：這究竟是怎麼回事？

那些在大家身上，卻沒人注意到的能量到底是什麼？為什麼大家看不到？為什麼它們如此強烈影響我們？接著是最重要的問題：我能怎麼做？

我因此在能量的世界醒來了。

能量

隨著我探討、閱讀、與別人討論，我瞭解到自己看到的並不是什麼新發現，而是每個文化與時代都書寫過的東西。靈性、神秘和療癒的知識裡都談到它。它是薩滿、神秘學者、僧侶、冥想者和療癒者所專注的核心。

當我剔除不同文化的包裝差異，共同線索都指向有個強有力的能量世界存在於每一個人和周遭的世界。雖然眼睛看不到，一般的意識也無法察覺，它卻強烈影響著我們。然而，透過探索與研究，我們可以變得覺察，我們可以跟這個能量世界合作，並因此徹底改變生活。我開始瞭解，我們所謂的神秘經驗、不同的意識狀態以及靈性覺醒，都是讓人類能認知到這個微妙面向的入口，而我們可以透過許多方法讓自己因此轉變。

我們是能量的存在體，活在能量的世界裡。

神秘學和巫師，聽起來很棒。但有個問題，我並不想成為神秘學者或巫師。我只想在人群裡感到自在，我只想和別人有個像樣的對話，在交談時不要胃打結而已。我需要二十一世紀的這些靈性東西實際可用。我需要這些知識能幫我撐過工作會議和下一次的交談。

覺察能量──魔法鑰匙

於是我開始了最難以置信的冒險。一開始只是為了在我遇到的狀況中生存，但這趟旅程變得遠遠超乎預期。它不再是關於生存，而是在能量的美妙世界裡成長茁壯。我抓住的這條細線，原來是來自一個巨大的毛線球。我的內在，我們每一個人的內在，都存在著驚人的潛力。

我不只是進入了能量的世界，我也明白到我們都是神奇的能量生命體，我們活在一個神奇的能量世界裡，而且這個世界有許多不同的能量。

雖然我一開始是掙扎著處理那些困難的能量，但我瞭解到我們每個人都擁有難以置信的明亮且提升人心的能量。覺察能量的能力提供了鑰匙，開啟通往每個人內在都具有的喜悅、豐盛、創意和愛的巨大潛力。

能量是如何提供這支開啟喜悅與豐盛的神奇鑰匙？

瞭解能量
看世界的新角度

首先，「瞭解能量」本身便很驚人。單是瞭解並學習以能量的角度「思考」，你就能明白各種力量是如何像大海的風暴般地晃動你這艘小船。

感知能量
看到實際發生的情況

第二，當你開始注意能量，你對能量的感知力就會越來越強。你會注意到以前沒注意的些微差異，你對能量的覺察會越來越清晰。

想像自己的眼睛就像 X 光攝影機，你能清楚看到自身所處的
情況。

第三，瞭解能量會帶給你新的技巧，使你以
更健康的方式處理生活。它能讓你的人際關
係更充實圓滿，並幫助你維持平衡、歸於中
心，讓你的人生各方面都在正確軌道。

能量技巧
運用能量使生活順遂

*能量是一把神奇的鑰匙，一旦發現了這把鑰匙，你就有可能
完全改變你的人生。*

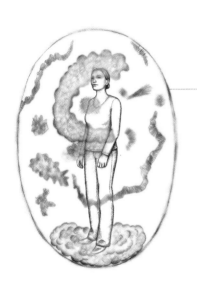

我看到包圍著我們的
烏煙瘴氣⋯

烏煙瘴氣

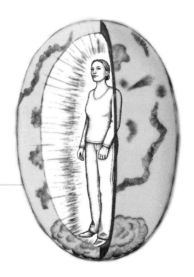

我們的核心是金色的
光的存在體。

金色的存在體

居於中心
當你平衡而且能校準能量，生活就會比較容易

第四，經由學習使用能量，你會找到「中心」，感覺穩定和平衡。居於中心就是你的能量平衡且一致。在生活步調快速的今天，面對周遭飽受壓力的人們、困難的處境和這個瘋狂的世界，保持生活與能量平衡的重要性無可取代。

你是能量的存有
接通我們內在擁有的驚人能量

你的思考會更清晰，你會有更多能量，你的行動會更直接且有活力。你會意識到自己的力量，以及你能運用的龐大能量。

發揮潛力
成為你知道自己可以成為的那個人

我們是無限的生命體。我們具有的創意、意識、愛與力量的潛力是驚人的。

瞭解能量將會啟動一連串的自我發展過程。它會開啟內在成長的道路，日常生活將是你的訓練場，幫助你開展自己的潛能。瞭解能量可以協助你變成你一直都知道自己可以成為的那個人，並且協助所有人創造出一個大家都引以為榮的健康與成熟的世界。

2.
你對能量的敏感度
開始察覺到能量

本書的目標是協助你發展為真正的你，那個美好的你。因此第一步就是要幫助你瞭解能量。

我們將專注在三方面。第一是瞭解能量。第二是發展對能量的敏感度。第三是學習有意識地運用能量。

你要瞭解的最重要一點就是我們其實已經對能量敏感，只是大部份人不知道而已。你現在就正感覺到無數的能量——只是大部份的感覺並不是發生在意識層面。

現在，你可能在想：「怎麼可能？如果這麼重要的事正在發生，我怎麼會沒有注意到？」

問問自己：現在身體裡有多少事正在進行，而你並沒有注意到？現在就有上百萬、上億個過程正在進行，但你幾乎完全沒有意識，除非它們達到了某個程度（通常是疼痛），你才會注意。

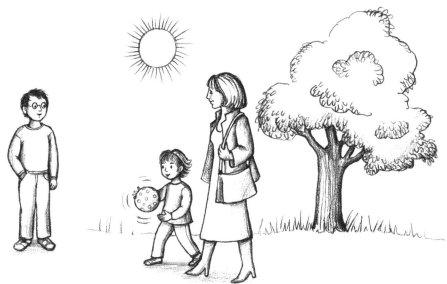

我們通常看到的
我們的心智習慣接收/感知某個已知頻寬範圍內的東西。就好像我們戴著只能感知
到一定範圍的眼鏡一樣。

或是這麼想吧：你住在一個巨大的，稱為地球的物質球體
上。附近有月亮，它有圓缺盈虧，它讓地球上的海洋有了
潮汐。在不遠處還有個巨大的火球：太陽。它間歇地散發
磁暴，對著我們的方向放射出幾十億噸的宇宙物質。這些
都在影響我們。這些巨大的力量影響我們的情緒、思考、
生理時鐘和能量，但大部份時候，我們並沒有察覺。

這告訴了我們，我們的覺察力是非常偏限的，我們的意識
只能覺察到周遭事物的一小部份。我們感知到的只是能量
頻譜的一個小區塊，然而那些我們無法有意識覺察到的其
他部分，依舊在那裡，並且影響著我們。

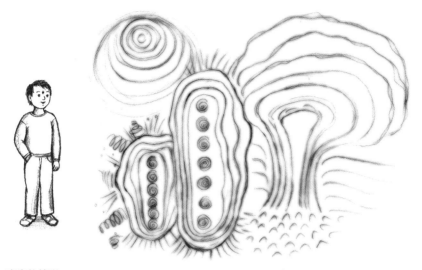

真實的情形
當我們變得警醒，把眼鏡拿掉，眼前全新的覺知世界就開啟了。我們可以察覺到
我們體內及四周的能量。

所以，我們能夠更有意識地覺察到能量嗎？答案絕對是肯
定的。因為這跟變得更敏感無關，而是對我們已經存在的
敏感度更警醒和覺察而已。

想像你是個學藝術的學生，對顏色特別注意。眼睛可以看
到的可見光範圍很廣，也可以看到很多顏色的細微變化。
學習藝術時，你會開始注意到白色有多種明暗變化，藍色
天空也有各種各樣的藍，而太陽的光在日出、中午和落日
時，又是非常不同。

身為藝術的學生，你並不是要對光線發展出新的敏感度或
感官能力，而是意識到你已經具有，卻從未注意到的敏感
度。

☀ 能量原則一：

人類的能量場是個天線

人類的能量場就像是最敏感的天線。

你已經很能感知能量

你已經很能感知能量了。人類的能量場是最精密細微的天線，可以接收到極大範圍的振動頻率。你只是沒注意而已。只有在達到某個「夠大的音量」，例如痛苦或喜悅時，它才會得到你的注意。

然而，你沒注意到能量，並不表示能量沒有注意到你。能量以各種方式影響著你。如前一章所提，能量在許多方面都是形成你的感受、思想、行為和人際互動的主要力量。

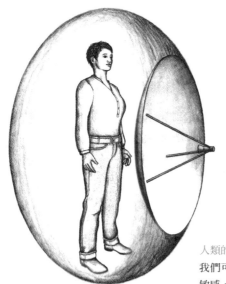

人類的能量場是非常敏感的天線
我們可以把人類的能量場比喻為一個非常
敏感，接收大量能量的衛星天線。

要如何變得對能量更覺察？

本書的每個章節都是在談論如何覺察能量。我們專注於實際生活中的能量，以及你如何運用能量讓自己的生活更好，而這會基於你對能量的感知力越來越強，並且瞭解能量運作的原則。

當你瞭解了能量，你就會認出它的存在。以前你會像是感覺到了什麼，也或者是有某個情況發生，但你並沒注意到其中的能量現象。但現在，你會開始用全新的角度去看事情了。

你開始注意細微的感受和感官。你會注意到胃在緊縮，或是當你和別人之間有個什麼打開了或關上的時候。在心裡層面你忽然瞭解了。你會對自己說：「啊，剛剛有個能量現象發生，所以我會這麼感覺。這是為什麼剛剛我有那樣的感受。」瞭解能量會讓你注意到能量。瞭解能量會加深你對能量的感知力，而隨著你對能量的感知越來越強，你對能量也會越來越瞭解。

有許多方法可以訓練你對能量的覺察力。本書的許多練習雖然都專注在如何運用能量，但基本上都是要先察覺到能量才行。因此，我們想先談談能量的幾個重要原則，這在接下來的章節都很重要。

察覺能量的重要原則：

一、去感受你的感覺

你一直都在感覺能量，你只是沒有察覺到自己在感覺它。因此覺察能量的第一個關鍵就是注意感官的感覺。你可以試做下面的簡單練習。

練習 2.1
覺察自己。你現在是什麼感覺？放鬆還是緊張？僵硬還是柔軟？低能量還是高能量？接納還是給予？這些形容的字眼只是為了幫助你覺察自己的感覺。你可以加上自己的形容詞。不必在意是形容身體、情緒或能量的詞彙，這三者原本就相互關聯。你只要注意自己的感覺就好。

二、感覺是有位置的

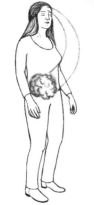

把覺察轉向內在，看看你正體驗什麼感覺。

練習 2.2
接下來，注意你的身體哪裡有感覺。有時會是整個身體。通常是特定部位。你可能覺得心臟那裡很溫暖，或是太陽神經叢是開啟的。你可能注意到肩膀緊繃，或感覺肚子脹脹的。我們的身體／能量場的不同部位會有許多不同的感覺。

三、注意你的手和身體

你有沒有注意過，大家說話的時候會使用手勢？他們的手就是在描繪他們的能量狀態。你可以做以下的小實驗，觀察這個現象。

練習 2.3

想一件對你來說會有情緒的事。它可以是快樂或哀傷、好或不好的事。只要是會讓你情緒起伏的就可以了。現在，假裝自己是意大利人。意大利人說話經常有很多手勢，想像你是意大利人，大聲的說出這件讓你有情緒的事，並讓你的手自由表達你的感受。

現在，漸漸把動作放慢。說同樣的話，做同樣的動作，但注意自己的手在做什麼。你的手反映的正是進行中的能量。

身體其他部位也是一樣，雖然不一定像手那麼明顯。注意自己的身體姿態，你的坐姿和站姿，注意你的身體在反映些什麼。你的身體會反映出你的能量狀態。

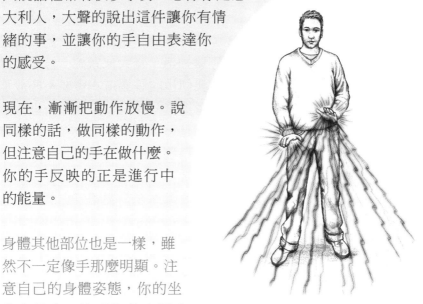

我們的手會說能量的語言
當我們說話時作出手勢，我們的手是在顯示當下的能量。

四、思考能量——問自己：「現在是怎樣的能量？」

練習 2.4

問自己：「現在是怎樣的能量？」

能量隨時都在作用。你可以隨時問自己，尤其是有較強烈情緒或進行社交互動的時候。你可能會很訝異自己其實知道，但並不知道自己知道。當我們在做能量訓練時，我們發現問新手特定的問題時，他們其實可以清楚地描述能量的狀態。

本書的每個練習都在強調能量的特定面向。我們從自己閱讀「練習」類的書籍經驗知道，當大家讀到「練習」時，往往都不做練習，因此我們也討論過這本書要不要放那麼多的練習。然而，我們覺得這些練習不一樣。一旦你瞭解發生了哪些能量現象，而且可以怎麼處理之後，你就會一直對生活中的能量運作保持警覺。當有事情發生，你幾乎會自動運用所讀到的能量技巧來處理。所以無論你做不做書裡的每個練習，我們都鼓勵你至少要讀過它們，因為它們會成為你生活技巧的一部分。

對能量敏感的天賦和隨之而來的挑戰

隨著你對能量敏感度的增加，你會覺察到更大範圍的能量，從美好輕盈、提升和具啟發性的能量，到黑暗和挑戰性的能量都有。

「能量平衡」探討所有的生命能量，同時強調「較高頻率的能量」可以帶來喜悅和安樂。有些能量具有驚人的提升作用，接通並生活在這些較高頻率的能量是人生最大的喜悅之一。我們稱此為「被光充滿」，因為當我們用內在之眼看到這些能量時，它們呈現的是明亮的光。

為了到達這個較高的狀態或光，我們必須先處理不那麼明亮的能量。我們在日常生活中面對的能量通常較稠密和困難。我們但願可以告訴你：「只要開啟對能量的敏感度，你就會感覺美好。」然而真相是，你要面對許多辛苦、沉重、濃密，以及對你有不良影響的能量。這些能量來自充滿挑戰的情勢、人、機器、電子產品，也來自我們自己。學習辨識這些能量並以適當的方式處理是很重要的能量技巧。我們接著將從最基本的技巧談起，我們稱為能量上的「除塵」。

能量「碎屑」
來自外界的物體阻塞了能量場。

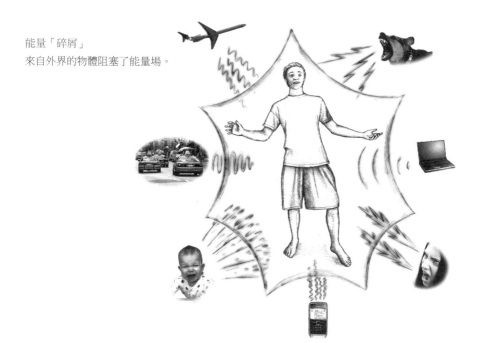

3.
清理你的能量場
能量的「碎屑」

除非你過去一整個星期都坐在風景優美的地方，否則你的能量場一定塞滿了「碎屑」。我們所說的「碎屑」，指的是能量的碎屑，是你自己和別人的情緒與思想的殘留物，還有來自機器、手機、電腦等等東西的不和諧能量。

打個比方，想像一件美麗的木製傢俱放在一個空房間，漸

漸累積了一層灰塵。這就跟人類的能量場一樣，能量場會積累阻塞它的「能量灰塵」。

我們住在加勒比海地區，在這裡經營一個避靜中心。這裡的環境純淨且平靜，你只會聽到微風和海浪的聲音；非常原始清新的大自然環境。

有位來自紐約的客人抵達後，看起來很不自在。他說：「這裡太安靜祥和了，讓人有些不安。我感覺自己的內在很吵，塞滿了東西。」

他是真的不自在。在這個安靜的環境裡，沒有平常引人分心的噪音，他於是覺察到自己的狀態。然後他說：「我需要到海裡。我需要做點什麼，我要清洗自己。我覺得我必須把自己洗淨。」

他的經驗就是受「能量碎屑」影響的例子。他並沒有要忙著處理某種情緒或議題，他就是毫無來由的覺得堵塞、呆滯、雜亂和混濁。

他的經驗很典型。許多客人一到這裡，最初都會感到不自在。他們往往需要做些事讓自己分心，像是開車四處逛、安排個小旅行，做任何能逃避自己感覺的事情。幾天後，大自然和大海開始清理掉他們攜帶的能量碎屑和壓力。他們開始花更多時間在海灘，就只是待在那裡，什麼也不做。他們放鬆、放下、重新儲存能量。你可以看到他們變得更清明、輕盈和明亮。

即使是來自小鎮或住在鄉下，生活方式較安靜單純的人，他們身上仍然帶有能量碎屑。能量碎屑來自環境四處，也來自我們的心理狀態。

每次和別人的互動、使用的每個機器，甚至每個念頭想法、每個情緒，都會在我們的能量場留下一些能量的殘屑。

試試看

本書會經常要求你思考，或是請你覺察內心狀況，看看自己當下感覺如何、在想些什麼。

我們強烈建議你現在先停止閱讀，試試我們的建議。這個簡單的練習，也就是有意識的覺察，將會是你打開能量世界的鑰匙。它能夠將心智概念轉為真實的經驗，這兩者的差別就像是聆聽錄好音的吉他彈奏和自己彈奏吉他。

感受「能量碎屑」的實驗

....

練習 3.1：感受「能量碎屑」

1. 感受不健康和雜亂的能量

為了讓你真正體驗「能量碎屑」，請回想過去的幾個小時，你覺得能量不乾淨、不清明、沒有流動和低落的地方。或許就是你現在坐的地方？或是你剛剛有的一段對話？還是你最近去的商店／大樓或所坐的車？

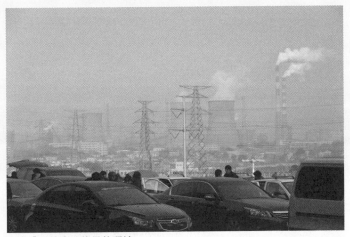

充滿「不健康」能量的環境

2. 感受潛在的能量

看看是否能在心裡想像那裡的能量品質。或許那裡充斥著緊張以及潛在的各種情緒。或許那裡有許多人，也有很多事正在發生；有許多不和諧的能量。注意你身體的感覺。你不只要想像畫面，你也要去感覺隨著畫面而有的身體感受。

3. 感受健康和潔淨的能量

為了體驗差別，我們現在要呈現對比的狀況：請想像
你在一片美麗乾淨的大自然裡，新鮮的空氣、茂盛的
植物，一切都以純淨狀態存在的環境。這裡非常和諧
且充滿生氣。

再一次注意身體的感覺。這個自然的環境令你有截然
不同的感受。

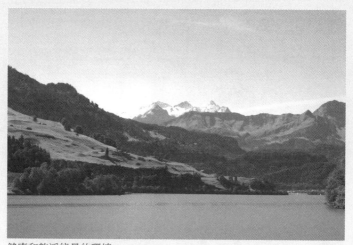

健康和乾淨能量的環境

4. 反覆感受，注意差異

現在我們有兩個圖像，請反覆感受它們。讓自己先沈
浸在第一張圖像，然後第二張。這樣重複做幾次。每
次重複時，注意身體的感受。你可能需要一點時間才
能真正感覺到身體的感知，因為感覺非常細微。但你
終會感覺到的。第一張充滿能量碎屑的圖，帶給你怎
樣的感受？美麗的大自然又給你什麼感受？

你剛剛體驗的，是能量碎屑對你的能量場的影響。碎屑會阻塞能量場。以能量來看，你的能量場變得渾濁，能量的流動受到阻礙，你的亮度減弱，振動往下降，接著能量場就阻塞了。

能量的定義

我們很快就要學習使用「能量平衡」來清除能量碎屑。在此之前，我們想先談談「碎屑」到底是什麼。瞭解後，就比較容易清除。

我們在本書一開始就使用「能量」這個詞。讓我們先清楚陳述「能量」的定義。

想像一條魚在大海裡。到處都是水。不只魚的外面是水，魚的身體裡面也是水。當魚呼吸時，水從魚腮進進出出。血液在牠體內流動。牠的細胞是水和礦物質組成，而水和礦物質也是海洋的一部份。魚和海是彼此的一部分。

海洋的例子和能量有很多相似處：所有的事物都有共同的結構。所有的東西都悠遊存在於「海」中，一切都由「存在之海」，我們稱為「能量」的東西構成。能量在每一處，在萬事萬物裡。

能量原則二：

能量——所有事物底下的細微結構

> 我們說的「能量」指的是存在於我們的身體，在我們和別人之間流動的微妙力量。它存在於一切萬物，存在於所有地方。

我們書裡說的「能量」，指的就是這個基本結構，也是指它影響人類的部分。能量不單是指物理學上常提到的那些能量——電磁力、原子、次原子粒子等等，也包括了生命的能量。每個生物都是這個結構的一部分。生命能量 (存在於你、我們、動物和植物的活躍力量)，也是「存在」結構的一部分。

能量原則三：

能量是物質（substance）

> 我們的思緒、感覺和生命能量都是物質。

生命的結構是一種物質。正如海洋中的水是物質一樣。這一點有很重要的意涵。這表示我們的思緒是物質。我們的情緒是物質。我們的愛是物質。最激動人心的渴望和志向是物質。我們的生命力也是物質。

讓我們看看四十七頁這張圖——一個人在思考。這是很常見的畫面。我們都看得懂這個圖，因為它呈現了有關能量

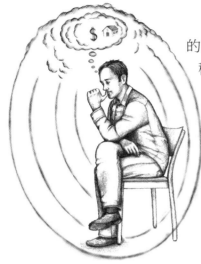

的更深刻真相：思想事實上是一種物質。這個人創造出的物質正在我們稱為「思想」的頻率振動著。

思想是物質
每個思想都是能量場裡的物質，在我們稱為「思想」的頻率振動著。

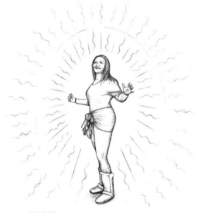

高振動
高振動能讓我們感到快樂；它以愛、創造力、啟發等樣貌呈現。

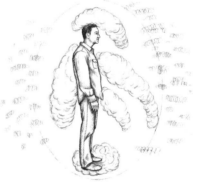

低和沉重的振動
所有的能量都是振動。低振動的能量讓我們感到沈重，而且對我們有害。

神秘主義者瞭解生命的本質，也就是我們的生命能量，比我們的身體大得多。生命能量一般稱為氣場，它由身體往外延伸大約三呎，在身體上部的範圍較大，下部的範圍較小，使得整體看起來像是顛倒的蛋形。

能量原則四：

一切都是振動

不只是實體的物質，生命能量、思想和情緒感受也都是由能量物質所發出的振動頻率組成。

能量在氣場裡以許多不同的振動流動。有些能量在我們稱為情緒的頻率振動，有些在稱為思想的頻率振動。有的在很高的頻率振動，我們稱為靈感、天賦或開悟。有的在我們稱哀傷或憤怒的頻率振動。有些思想和情緒被稱作負面，因為它們的振動對我們具破壞性而且有害。有些則因為它們的振動支持並提升生命而被視為正面。所有一切都是物質在不同的層級振動。

清理的方法

讓我們把對振動的理解應用在剛剛抵達加勒比海地區的客人身上。這位客人從城市帶來了許多能量碎屑——在特定頻率振動的能量物質。

他能怎麼做？他可以把這些碎屑從自己身上清掉。

如果能量進得來，它就出得去。我們稱這個過程為「清理」：從我們的能量場清掉我們不要的能量。

在實際清理之前，我們要說，光是理解我們帶著碎屑，而

這些碎屑並不代表我們，就已是非常重要的體認。我們所感受到的許多東西其實並不是我們的情緒。

> ● **詞彙定義**：清理（Clearing）
> 「清理」是從我們的能量場裡清掉、移除我們不要的能量。

明白自己帶著碎屑非常重要

卡比爾：

> 年輕的時候，我在人群裡常有種奇怪的感覺，總覺得自己有些什麼地方不對勁。我當時吸收了別人的各種情緒而不自知。這些能量碎屑的振動製造了許多不安，然後我以為自己很怪。當我後來明白我的很多「問題」其實是來自能量場的碎屑，這真是很重要的頓悟。原來我沒有問題！
>
> 這個瞭解讓我安心，它幫助我對自己有比較良好的感覺，我於是能變得積極主動，因為我有辦法應付這個問題。也由於我可以處理，我感覺自己更有信心。

大多數的人不知道自己攜帶著能量碎屑，他們也沒有工具或辦法移除碎屑。下意識的處理方式可以減少不舒服的感受，但無法真正解決問題；由於碎屑令人不舒服，因此我們會進行別的事來讓自己分心。我們看電視、吃東西、上

網、聽音樂、玩樂、喝酒,或甚至嗑藥…做任何能轉移自己注意力的事,這樣就不必感覺內心的感受了。

這麼做雖然可以某程度地減輕不安或不舒服的感覺,但無法根治問題。能量碎屑仍然在我們的能量場,而且繼續層層累積,造成更多不適和疾病。事實上,讓自己轉移注意力而不去處理,反而會讓問題更嚴重。

如果你感覺不舒服,如果你帶著能量碎屑,你有別的選擇:你可以選擇清掉它們!

因此,能量平衡的第一步就是學習清除碎屑。清除有很多方法。我們先從最基本的開始,順便介紹一些能量原則。接著再加入更多進階方法。

感知與意圖

我們需要先感知能量,然後才能引導能量。

一開始,我們用想像力將能量視覺化。我們稱此為設定意圖。你下意念引導能量以特定方式移動。你將會發現,一旦你設定了意圖要移動能量,你的身體就會有某些感覺。這不是想像。這是因為你移動了能量,才有這樣的身體感覺。

能量原則五：

能量跟隨覺察，跟隨你的思想

你的注意力在哪裡，能量就會流向哪裡。

能量工作的基本法則之一就是「能量跟隨思想」。你的所思所想會移動能量。也就是說：「你的注意力去了哪裡，能量就會流向哪裡。」

練習3.2：體驗「能量跟隨覺察」

你可以做以下的小實驗來確認：

1. 將雙手放在身體前方，手掌向上。你可以把雙手放在膝上或椅子把手上，或只是輕鬆的伸展在面前。
2. 現在，把注意力放在一隻手掌上，右手或左手都可以。專注在那隻手上。不要試圖做什麼或改變什麼，就只是注意它。注意一分鐘。
3. 你所專注的那隻手的感覺是否和另一隻不同？幾乎每個做這個實驗的人都會注意到明顯的差異。因為能量會流向注意力所在。

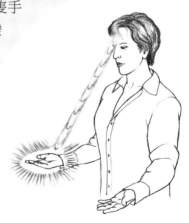

手的覺察練習：
能量跟隨思想

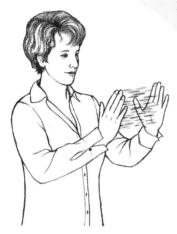

手的覺察練習：
透過雙手相向所產生的能量

再一個小小的實驗：

1. 手放前面，手掌相向，距離大約一呎（三十公分）。注意手掌的感覺。

2. 現在慢慢的移動雙手，讓手掌漸漸靠近，一直到距離大約三公分，但是手掌不要相互碰到。

3. 現在慢慢地移開雙手，兩手距離大約六十公分後停下。

4. 現在再次移近雙手，再移開，嘗試各種距離，注意手掌的感覺。

你剛剛所體驗到的感覺就是能量。雙手之間的那種感覺就是你的手所散發的能量流動。對某些人來說，這個感覺非常細微，幾乎不會注意到。對其他人則可能非常明顯。你甚至可能會感覺手掌越來越熱或越來越冷、開始流汗或產生紅斑。這些都是因為能量流動變得比較活躍的結果。

清理能量場

現在，讓我們開始清理能量場。我們要提醒各位，請傾聽並信任你的直覺。如果你的手想在某個部位久一點，就停

在那裡久一點。如果你感覺有的碎屑需要更強的動作移除，那就用更強的動作去清理它。也有些地方你可能會覺得手需要移動得較快。一般來說，我們會建議手的動作要緩慢，這樣你才能同時一邊呼吸，並讓自己完全專注。整個練習的過程你都要深呼吸，這樣才能更有效的清理與釋放。尤其要注意吐氣。

練習 3.3：除塵：打掃能量場

1. 將手掌蓄滿能量
快速摩擦雙掌，就像在搓肥皂。掌心相對，距離三到五公分。注意兩掌之間的能量流動。這麼做三次。

2. 建立意圖
建立以下意圖：在你雙手流動的能量將會清理並淨化你的能量場。你可以肯定的對自己說（在心裡想或說出聲皆可）：「強有力的淨化能量在我雙手之間流動。它會釋除能量碎屑。」

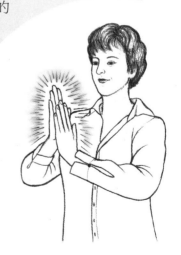

手的覺察練習：
能量跟隨思想

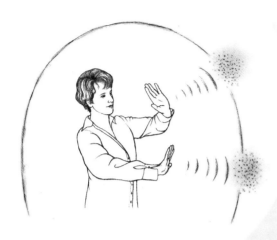

清掃能量場

3. 清掃前面的能量場

運用想像力，「看到」阻塞你的能量場的塵埃。將手掌朝外，慢慢將你的手穿過能量場，將塵埃推離身體，同時吐氣。看到自己清除了塵埃和能量碎屑。

4. 清理你的頭和肩膀

你已經清好前面了，現在，把手舉到兩側和頭頂。想像從腦袋裡清除心智碎屑，掃掉那堆不必要的思緒。

5. 清理兩側和背部

雙手從頭部慢慢往下移，先清掃身體兩側，然後背部。手臂搆不到的地方（比如上背部脊椎），就想像雙手延伸出去的能量在幫你清掃。

6. 清理雙腿和雙腳

現在用雙手清掃腿部和腳。能量碎屑常常淤積在這裡，變得越來越厚。你也可以抖動雙腿和雙腳來幫助釋除碎屑。

7. 甩動雙手，釋除碎屑

能量會沾粘在手上。時不時要甩動雙手釋除。進行時雙臂朝外伸展。不要把能量丟到別人身上。同時要相

信大地；大地會自然轉化它們。你也可以釋放到鹽或鹹水裡。鹽或鹹水可以吸收負面能量。

8. 完成：深呼吸，注意是否有什麼改變

結束時，雙手自然下垂，雙腳與肩同寬。深呼吸幾次，釋放任何殘餘的負面能量。感覺你的身體和身體四周。你可能會注意到自己感覺較輕盈或明亮。或許你的呼吸更順暢，或是你更放鬆、更有活力了。你也可能會注意到你的思路更清晰，感覺更敏銳了。

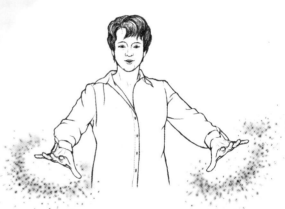

甩手甩除能量碎屑

快速參考要點：

1. 將手掌充滿能量，並且感覺能量
2. 建立意圖
3. 清掃前面的能量場
4. 清理頭和肩膀
5. 清理兩側和背部
6. 清理雙腿和雙腳
7. 甩動雙手，釋放碎屑
8. 結束：深呼吸，注意變化

你已經透過雙手流動的能量清掃了你的能量場，移除那些淤塞的能量碎屑了。當清掉能量殘屑後，許多事會有令人吃驚的改變。如果你沒注意到任何變化，不要擔心，這並非表示你的清掃沒有做對，或是沒有用；你只是需要一點時間讓自己對能量和自己思想及感覺上的細微差異變得敏感。多練習，結果會令你訝異。

＊　＊　＊　＊　＊

經由除塵，你已經清掉了我們所稱的第一層碎屑。這一層的碎屑每天都在累積，而且透過每一次與他人的對話持續累積。這些碎屑需要每天清理，甚至一天清上好幾次。

你心裡可能會問：「我才剛開始學習如何清碎屑，既然以前從沒清過，它是不是已經像二十年沒人住過的房子那樣，傢俱上面積了厚厚的灰塵？」

這個問題的答案是肯定的，也是否定的。是的，碎屑已經存在很久，某方面來說，我們幾乎是一直被屑屑覆蓋，很少是乾淨的。然而，我們在日常生活中做的事也會幫助除去一些碎屑，因此它沒有累積到無法忍受的地步。

譬如說，淋浴不只清潔身體，它也會清潔你的能量場。大自然的新鮮空氣和陽光會移除一些碎屑。去健身房好好運動，也有助清除碎屑。很多平常的活動都能協助我們保持能量場的潔淨。因此，碎屑雖然持續累積，我們也一直在清除。

以上提到的日常活動都很有幫助，我們鼓勵你找到適合自

己的活動。然而，我們還是要強調固定用手清掃能量場的重要。刻意的清理有它的力量與功效，這個效果光靠日常的活動並不能達成。因此設定意圖清除碎屑非常必要。

但即使如此，也不是所有碎屑都能清掉。

較厚的碎屑

除了碎屑，還有其他東西會累積在能量場，它們也需要清理。而且這些東西的力量更大，更為物質化，更能影響你。這些東西跟你的能量場的物質結合得更緊密。這些就是強烈的情緒、想法和他人所釋放的能量。

回到積了灰塵的傢俱比喻。想像某個人坐在美麗的木桌前吃東西，他把食物打翻了，現在有一坨黏糊糊的東西灑在桌面需要清理。黏稠的東西和灰塵不同。灰塵是薄薄一層地在桌上四處。黏稠的東西很厚，它是灑在桌面某個特定地方。黏稠物的影響也比灰塵來得大。灰塵只是逐漸累積，通常是讓東西變得灰濛濛和混濁，黏稠的東西則會弄髒桌面並滲入木頭，改變色澤，造成更長遠的損害。

卡比爾：

　　我遇到朋友安東尼奧，我們聊了一會兒。我看得出他很煩惱。我問他近況，他遲疑了一下，然後脫口說他和伴侶珊蒂大吵了一架。

　　安東尼奧是意大利人，對他而言，結婚生子很重要。可是珊蒂不確定自己是否已準備好生小孩，至少目前不行。他們的關係還不夠久，而她正經歷許多個人的改變。她需要時間感覺自己，站穩腳步，找到新方向。她不是拒絕生孩子，只是希望等一陣子再做決定。

　　但安東尼奧覺得這事有急迫性。珊蒂剛過四十歲生日，他很害怕他們會失去生孩子的機會。在我們聊天的時候，我看得出來，這個急迫像是有色的眼鏡，讓他曲解了珊蒂的話。他把她的猶豫解讀為拒絕，因此覺得受傷，覺得她其實並不愛他，她不想對這段關係有所承諾。

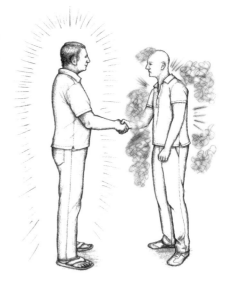

卡比爾遇到安東尼奧。安東尼奧很煩惱。卡比爾很放鬆。

　　在我們短暫的交談中，安東尼奧許多壓抑在心裡的感受，像是憤怒、責備、恐懼、受傷和痛苦都宣洩了出來。

　　我可以同理安東尼奧的痛苦。我的心感受到他的心痛。但我也感覺到其他東西。我感覺很糟！老實說，我覺得像是剛剛被人吐了一身。他的挫折、痛苦和憤怒的能量在我身體裡振動。我知道這些感覺不是我的。遇到他之前，我沒有這些感覺。他也沒有說了任何話激怒我。孩子和穩定的關係並不是我的議題。我是帶著一堆他剛剛傾吐到我身上的能量碎屑。

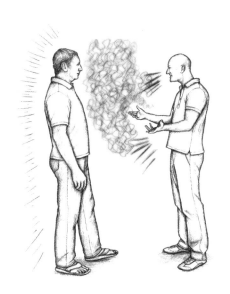

安東尼奧說出自己的煩惱，丟給了卡比爾。

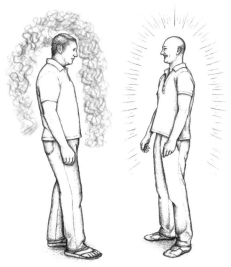

現在，卡比爾帶著安東尼奧丟出來的惱怒能量。而安東尼奧感覺好多了。

能量原則六：
能量轉移

能量會在人與人之間、地方之間與東西之間轉移。

能量可以從一個人轉移給另一個人。如果一個人身上帶著正面能量，這個能量可以轉移到你身上，提升你的精神，活化你的能量場。

現在想一個愛你、尊重你的人。你可能沒有這樣想過，但他們對你的正面態度不僅是信任或情感，他們也在向你送出正面能量。就是這個能量讓你的身心都覺得愉悅。

如果傳送的是不安紊亂的能量，你也會受到干擾。這樣的能量不僅令人不悅，它也是有害的。想像丟把泥土到車子引擎的機油裡。你的能量系統也是一樣。不安和負面的能量就像把泥巴丟到你的內在世界，它們讓你失去平衡、情緒不穩、阻塞系統，並混亂你的頭腦。

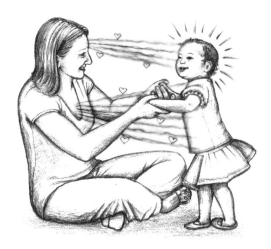

傳遞「愛」或正面能量

安東尼奧就是帶著許多不安的情緒。這些情緒在他說話的時候，不經意地直接釋放到我的能量場。

在談過話以後，他事實上感覺好多了；他不再帶著那麼多負面能量。但我卻覺得很難受。我需要清除這些碎屑。

這個清除的方法跟清理能量場的方式有些不同。我們稱為「挖出粘稠物」（scooping the goop）。

練習 3.4：挖出粘稠物

1. 建立意圖

雙手充好能量後，設定「清除並釋放能量場中較粘稠碎屑」的意圖。

2. 感受粘稠物

接通自己的能量系統，試著感覺這坨粘稠物在哪裡。

3. 挖起粘稠物

把手放入那個地帶，雙手像碗一樣開始「挖」：慢慢地從內往外移動雙手，把來自外面的能量送出去。當手離身體有段距離，或覺得手上已經滿了的時候，就放掉這些粘稠物。

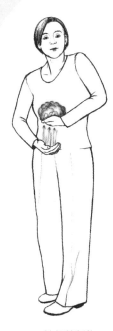

挖起粘稠物

4. 運用你的想像力

你可以想像這些能量像稀飯一樣，被你舀出你的能量系統。

5. 甩除

時不時擺動雙手，深呼吸，吐氣，把這些濃厚沉重的能量碎屑釋放出去。心裡相信大地會轉化它們。

6. 完成

雙臂放鬆，雙腳與肩同寬。做幾次深呼吸，特別去感受你剛剛清理的地方。

快速參考要點：

1. 建立意圖
2. 感受粘稠物
3. 挖起粘稠物
4. 使用想像力
5. 甩除
6. 完成

洋蔥

現在我們已經學會如何清掃和挖掘能量場裡的負面能量，接下來我們要提到另一層碎屑。

能量原則七：

能量場是有層次的

人就像洋蔥，由許多層的能量組成。

你的能量場有許多層次，我們可以把它比做洋蔥。外層是比較表面的感覺和思想，較裡層的則是較強烈和重要的感受與想法。

我們每天累積的碎屑，以及像是和安東尼奧這類互動的碎屑通常是在表層。這些層面的碎屑容易清理。除塵和挖掘的能量技巧對它們就很有用了。

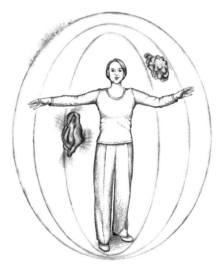

較裡層的碎屑則比較複雜，需要更多的理解和技巧去清除。譬如你在年輕時經驗了許多強烈的情緒和事件。這些事對你的影響很大，它們從此進入你的能量系統，成為你生命結構的一部分。經過了一段時

能量場像洋蔥一樣，一層一層的「碎屑」累積在能量場的不同層

間，你有了新的經歷，而這些早期的能量被後來的能量覆蓋住，你或許已經忘了這些事，然而它們並沒有消失。

這跟考古學很像。一個文化形成了，創造了建築物、藝術、工具等等。然後另一個文化又建立在這個文化之上。歷史就這樣不斷發生。原本的文化遺址現在早被深埋在許多層的考古遺址下面。

我們提到深層能量殘渣是因為有些人正體驗到它們的影響，由於本書的設計是針對基本的能量清理，如果你對深層清理有興趣，請查看我們的網站。

＊＊＊＊＊

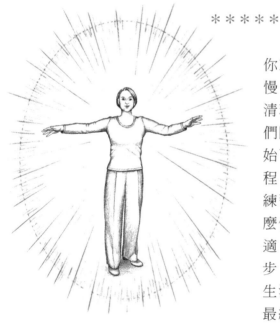

金色存有
我們每個人的本質都是
難以置信的明亮

你就像一位考古學家，要慢慢的一層一層地挖掘清理，直到到達根源。我們剛剛進行的能量平衡開始了一個清理和發掘的過程。我們強烈建議你每天練習清掃你的能量場。這麼做不但讓你身心感覺舒適，你的能量技巧也會進步，你會更有活力，你的生活在各方面都會更好。最終，你會發現最寶貴的珍藏，也就是你的本質：金色的存有。

練習 3.5：在公眾場合清理能量

如果你能花些時間清理能量場當然很棒，但現實中你不一定有私人時間做這件事。因此我們有一些在公開場合不引人注意的清理方法。

1. 往前伸展
把雙手放在胸前，大約心臟的位置。手掌向外，然後往外推，就像在伸展身體似的。當手臂完全伸展開，伸到最前面時，往兩側掃出去。你可以連續做幾次，沒有人會覺得奇怪。

2. 運用你強大的心智
雖然你的雙手能引導能量，但只用思想，你也能達到同樣的效果。記得，能量跟隨覺察。只要你想像能量移動，能量就會移動。想像你的手正在清理你的能量場。就好像你是在用手清理一樣，只是你現在是用想像的。

3. 呼吸會移動能量
印度將呼吸發展成一門強大的科學，稱為生命能量呼吸法（Pranayama）。最簡單的呼吸法之一是我們本來就會的：深呼吸。在深呼吸的時候，將覺知放在隨著吸氣進來的生命能量（prana，也就是「氣」）。想像你看到這個能量充滿你的內在，然後向外擴展，把那些令你晦暗的能量都向外推了出去。然後，讓你的吐氣比平常更強些，快速的深吐一口氣。吐氣時，看到能量碎屑從你的能量場被吹出去。

練習 3.6：其他日常生活清理的工具

除了上述用手清理能量場的基本方法之外，還有一些能夠迅速清理的能量工具。你可能已經在使用其中的一些方法了，現在你可以更刻意、更有技巧的使用它們。這些都是一般的日常活動，但都可以移動能量。

1. 用運動清理：移動你的能量
如果你喜歡跑步，就去跑步。如果你喜歡跳舞，就跳舞。如果去健身房，就好好運動。無論你喜歡做哪種運動，現在就做。讓你的能量開始流動，沖洗一下你的能量場，甩掉那些能量碎屑。

2. 用呼吸清理：深呼吸
最簡單、最強效、最容易隨處使用的清理工具就是呼吸。當你被碎屑充塞，能量系統阻塞時，你的呼吸就會不自覺的變淺。這時做幾次深呼吸，你就可以使能量開始流動；呼吸時張開下巴，順便動動肩膀和臀部。

3. 用能量和身體清理：抽動
脊椎尾端儲存著大量能量。大多數人的認知是跟性有關，但它有更深的意義。在印度，他們稱為昆達里尼（Kundalini），也就是生命能量的儲藏庫，這裏的能量經由抽動加以活化。

4. 用情緒清理：喊出來

情緒也是能量，有時它們只是需要被釋放。尖叫或大聲喊叫能夠快速釋放情緒。對著枕頭、車窗、海浪或樹林，把你的情緒喊出來。你也可以嘗試「亂語」，用沒有意義的字音「說話」。

5. 用心智清理：運用正面的心智畫面

引導自己的注意力到一個正面的想法或畫面。由於能量會跟隨覺察／意識，一個正向的畫面可以使你的能量場充滿生氣。透過口語的複述也會進一步強化心智的意象或畫面。你可以用以下的話或是寫自己的句子：

「我是光的金色存有。這些只是阻塞我的系統的碎屑，我把它們從我的能量系統釋放出去。」

4.
居於中心：保持能量平衡與穩定
瑞塔瑪的靈性旅程

瑞塔瑪：

　　我的靈性之旅始於我在舞蹈學院的時候。我清楚記得新的我何時誕生。我剛到舞蹈學院時，充滿了表現的渴望與才華。跳舞令人喜悅，而我也熱愛表演。我對自己很有信心，我知道自己跳得很好，我甚至有些驕傲。結果有一門課我拿了丁等。你可以想見我的震驚。「為什麼？怎麼可能？我？我是學校最好的舞者之一，老師一定弄錯了。我要跟她談談。」

　　我很不高興的去找她。她說：「瑞塔瑪，你和你的中心沒有連結。」我完全不懂她在說什麼。我的立即反應就是：「你因為這個給我丁等？你可以改成績嗎？我其他的課全是甲。」

　　她說：「不行。我這麼做是因為我要引起你的注意。居於中心是成為偉大舞者最重要的事之一。」

　　我可以感覺到她的善意，我的直覺也知道她是對的，但是我完全不知道她在說什麼。我不懂這個概念。我的中心在哪裡？什麼中心？我要如何和中心連結？如果我沒有在中心，那我在哪裡？

> 　　從那一刻起，我開始探索，尋找我的中心。不過，我
> 花了很長的時間。而我發現，知道自己是如何偏離中心
> 是非常重要的一步。

你如何知道自己已經偏離中心？

我們都知道偏離中心的感覺；我們有很多這樣的時候。
・覺得不安全或緊張時。
・沒有完全處於當下或是有心事。
・行動不像自己希望的那麼有力或有效率。
・因情緒不穩而影響判斷。
・運動或涉及肢體活動時可能表現笨拙。

以上這些都是偏離中心的例子。

我們的語言中有很多跟偏離中心有關的表達方式：

「我好散漫。」
「我好像不是完整的自己。」
「我很恍神。」
「我不知所措。」

這些表達不只是用隱喻的方式表達我們的情緒，也精確形
容了我們能量體（energy body）的情況。

偏離中心的主要方向

接下來的圖像顯示的是偏離中心的能量體，文字則說明偏離中心的狀態。當你看著這些圖，你可能會注意到每一張在你的身體會引發特定的感覺。光是看著圖像，你的能量體就在重新調整。你可能可以意識到每一張圖的意義，但你最有共鳴的是哪些？

還有許多能量偏離中心的表現，我們沒有在這裡列舉，譬如能量歪斜向一邊。你也可以加上自己偏離中心的方向。

你的能量集中在你前方

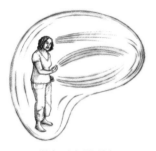

拼命要達到目標

能量在你前面顯示你：
· 不停地做或行動
· 焦躁、散亂
· 具攻擊性
· 跋扈，愛指使人、太急進
· 想證明自己
· 同時做太多事

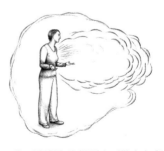

為了照料和取悅別人而做太多事

能量在你前面顯示你是：
· 取悅別人
· 照顧別人
· 情緒上過度投入
· 想得到注意

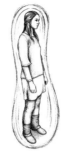

你的能量是收縮的

能量緊繃和凍結

你的能量在身體後方

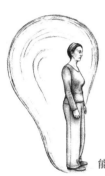

能量收縮或是跑到身後表示你是：
- 緊繃、冷淡
- 過度敏感
- 防護的
- 覺得自己是受害者
- 隱藏、逃避

能量集中到了身後

你的能量在頭的上方

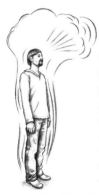

在頭上方表示：
- 和身體沒有連結
- 能量沒有接地／紮根
- 恍神，做白日夢
- 心裡有太多事
- 太「靈性」，脫離現實

過度理性，跟身體／感覺失去連結

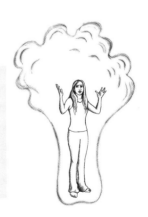

恍神，不切實際

你的能量往下聚集

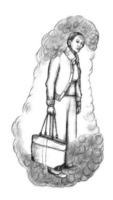

能量低，感覺沉重

能量在下面：
- 疲倦、無精打采、能量低
- 懶惰、坐著不動
- 失去行動的動力
- 上癮：對食物、酒、藥物、性
- 感覺沒有希望、哀傷、沮喪

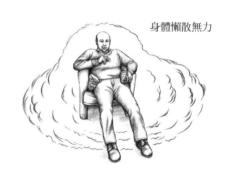

身體懶散無力

瑞塔瑪：

　　隨著我對我的能量場更覺察，我的第一個發現是，我的能量總是在我的前面。這有許多意涵。在技術層面而言，我跳舞的時候平衡有問題。就表演層面來說，曾有人表示我的表演太過火。在我的個人生活，我因為傾向於霸道強勢，別人常受不了我。

　　洞察到這點之後，下一步就是如何「收」回來。學校有個科系，我原本沒有興趣，但那個系忽然變得有吸引力了。我熱切地想找到中心，於是轉系去學現代舞。它的基礎課程是呼吸和瑜珈。我也開始學太極拳。透過這些新方法，我開始瞭解把自己拉回中心是什麼意思。

把能量場拉回中心

接下來是一個你可以嘗試把能量場拉回中心的練習。跟著以下步驟，你會學到如何用手引導能量，將能量從偏離中心的狀態拉回中心。一般而言，當移動雙手時，你要移動得很慢。你也要信任你的直覺，視需要而調整移動的力道，看是要有力還是溫和些。移動雙手時，想像能量隨著雙手回到了健康的流動。

練習 4.1：把能量場帶回中心

（一）準備
1. 選擇你偏離中心的狀態
從上述的圖中選擇一個你最常偏離中心的方式。

2. 進入那個狀態
花一點時間，進入那個狀態，感覺身體的感受。

（二）核心練習
3. 根據你偏離中心的方式，選擇下列其中一個動作，把能量帶回中心：

「能量在你自己前面」

感覺自己的能量延伸到了哪裡，然後用手把能量拉近你的身體。隨著吸氣收攏能量。

「能量在你身後」

把雙手放在身後兩旁，手掌朝前方。慢慢將手往前移動，把能量從後面帶回中心。

「能量收縮」

用你的手去擴展收縮的能量。開展你的能量，隨著吐氣把能量引導到前面。想像能量往外和往前流動。

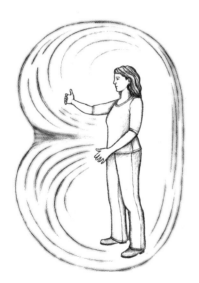

能量在你自己前面
你要把能量帶進來

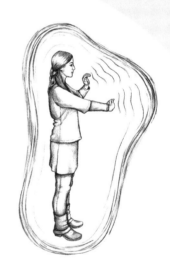

能量在自己身後或收縮起來
你要把收縮的能量往外延展開來

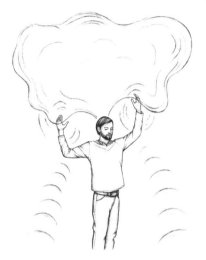
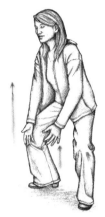

能量在頭上方
把鬆散茫然的能量往下拉

能量在下面
把能量往上提

「能量在頭上方」

把能量、思緒和想法帶回現實。用手把能量往下拉，將能量掃進身體和下背部。

「能量在下面」

把能量往上拉，用手聚集集中在下半身周圍的能量。吸氣，把能量往內吸，並往上提到頭部。

4. 用呼吸回到中心

用吸氣聚集能量，吐氣擴展能量。

（三）完成

5. 感受新的平衡

花一點時間感受新建立的平衡，以及它對你的身體、情緒與心智的影響。

快速參考要點：

1. 選擇自己偏離中心的狀態
2. 進入那個狀態
3. 選擇回歸中心的動作，平衡自己
4. 用呼吸回到中心
5. 感受新的平衡

「在中心」是什麼意思？

瑞塔瑪：

我明白「中心」和我的內在本質有關，那是我身體及能量的中心。

我的太極老師告訴我去感覺我的脊椎，然後想像脊椎前面，就在我的身體中間有一條能量的通道。我向來都是注意外在事物，因此很難把注意力轉向身體裡。我必須將自己的覺察來個大轉彎，從看外變成向內看。

將覺察慢慢地帶進自己的身體並處於其中，這真是驚

人的經驗。我可以感到抗拒和不舒服，但這個經驗同時
也很新鮮，令人興奮。當我接觸到我的中心時，我感到
一股無法描述的喜悅與平靜，然後就沒了！就像閃光，
一下子出現就又消失。那一刻，我明白了這就是我的任
務。這是我感受過最驚人的感受。我下定決心要找到
它，無論會多常稍縱即逝，我都要找到並且保留這樣的
感覺。

　　慢慢地，這種居於中心，魔法般的感受越來越強了。
我在我的內在找到了一個像「家」的空間，我像是在最
甜美的自我裡休憩。

你可以想起某個你處在最佳狀態，感覺美好的時刻嗎？在
那個當下，你是平衡、清明的，你感覺和宇宙的能量流動
非常契合。

這樣的情況發生在許多時候：可能是在你非常有效率工作
時；可能是你跟你愛的人在一起，而你們相處融洽；你也
可能是在運動、開車或散步在大自然時感受到這種平衡、
清明和身處當下的愉悅與美好的狀態。

在這些時刻，你都居於中心。你的內
在是平衡的。在那個當下，你整個人
是整合的，你的各個部分和諧的運作。

居於中心的感覺非常棒！沒有什麼比
得上這種感覺。你感到完整，你在最
佳狀態，你知道這樣的你一直都存在。

> 在中心意味著：
> · 找到真正的自己
> · 在自己內休息
> · 你的能量調諧一致，和諧
>   運作
> · 你覺得身處當下，順隨著
>   能量之流

核心通道

能量原則八：

中心──能量的位置

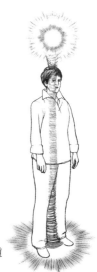

> 中心是位於你身體中間的能量位置。這是一條垂直的能量通道，從脊椎的底部（海底輪）直到頭頂（頂輪）。

把居於中心和平衡的體驗稱為「中心」是有原因的。因為你那時是真的跟自己的中心連結。「中心」是真實的位置，在你的能量場裡實際存在的生理位置。

中心與核心通道

● **詞彙定義**：核心通道（Core Channel）
在你的能量體的正中心有一條垂直的能量通道從脊椎底部直到頭頂。它和脊椎平行，位於脊椎前方，在你身體的中央。

體驗你的核心通道

透過覺察到你的核心通道，你就可以開發與它連結的能力。
最好的辦法就是感受它。

練習 4.2：體驗你的核心通道

我們會建議你站著做這個練習。但除了站立，你也可
以坐在椅子上，背部挺直。第三個選項是躺下，但你
的背也要挺直。

1. 閉上眼睛，將覺知往內帶。
2. 感覺你的脊椎。想像在脊椎前面，有一條跟脊椎平
   行的能量通道，從脊椎尾端直到頭頂。我們稱此為
   核心通道。
3. 觀想這個核心通道。也許你看到的是一條明亮的
   光。對有些人來說，感覺比較像是夜空；黑暗但充
   滿了閃耀的星星。找到最適合你的意象。
4. 在那裡待幾分鐘。這是個美妙的地方，你可以在這
   裡休息，就好像回到自己的家似的。
5. 慢慢地深呼吸幾次。每一次的呼吸都會讓你更進入
   你的核心通道。隨著每次的呼吸，你進入內在的更
   深處休息。

核心通道將成為你的中心點，你休息的地方。

充滿動能的中心：
能量在中心流動的喜悅

瑞塔瑪：

> 我原先以為找到在我的中心休息的美妙感覺就好了。我並不知不止於此。我的老師後來引導我到一個新的、充滿動能的地方，在那裡我感覺有股能量流正流過我的核心通道。那個能量非常有生命力與活力。我的內在有「動」的感覺。那個能量之多，我彷彿覺得我的意識要爆炸了。就好像有道閃電從我的脊椎底部一路往上到達頭頂，在我頭上像一顆太陽似的發光。這是個難以置信的經驗，是我體驗過的最迷人的經驗，它好過性愛，甚至好過跳舞！

● **詞彙定義：** 動能中心
感受到一股能量流經你的核心，從脊椎底部一直到頭頂的經驗。

中心不是靜態的。不是你一旦到達就停留在那裡的地方。它是動態的，不斷在進化改變；它是一層又一層，漸漸地層層展開。我們會在後面的章節討論更多工具和知識，協助深化你跟中心的連結。

能量原則九：

居於中心是一種能量狀態

> *居於中心是一種能量狀態，你的能量紮根於核心通道，使得整個能量系統一致與整合。*

許多文化和神秘主義教派都知道這個居於中心的狀態，並知道生命力流經其中。在印度，不只是多數人熟悉的哈達瑜珈（Hatha Yoga，許多健身房做的伸展練習），整個瑜珈體系都強調這個核心通道，以及能量在其中被喚醒和流動的現象。

各個瑜珈分支都強調核心通道：
1. 勝王瑜珈（Raja Yoga）：靜坐瑜珈
2. 克利亞瑜珈（Kriya Yoga）：將能量沿著脊椎往上移動的瑜珈
3. 拉亞瑜珈（Laya Yoga）：活化能量中心（脈輪）
4. 昆達里尼瑜珈（或稱拙火瑜珈）（Kundalini Yoga）：喚醒脊椎底部能量並將之往上移動
5. 譚崔瑜珈（Tantra Yoga）：喚醒性能量並將之往上移動

大樹

....

自古以來就有一個協助人們打開深處核心的隱喻。雖然這是個圖像隱喻,但它描述的是真實的能量狀態。

這個圖像是一棵樹。這棵樹的根深入土裡,吸收大地的養份。樹幹筆直地從地表伸向天際。樹頂是茂盛的樹葉和花朵形成的寬闊天蓬,朝向無限的天空展開,並從天空吸收陽光所給予的生命養份。

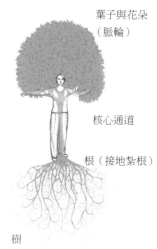

葉子與花朵
(脈輪)

核心通道

根(接地紮根)

樹
人類的能量系統就像一棵樹,
有樹根、樹幹和樹枝。

這個圖隱含了重要的能量事實,理想情況下,如果你能每天花十分鐘做以下的樹的練習,你的生命將為之改變。即使不是固定做,它的力量仍會超乎想像。

練習 4.3:像樹一樣的紮根和延展

你可以站著或坐著做這個練習。重要的是脊椎要挺直。

(一)準備:紮根

1.感受你的海底輪

在脊椎的最底部,尾椎骨的位置,是我們稱為海底輪

的能量中心。深呼吸幾次，把氣吸入海底輪。想像你的核心通道由海底輪往下延伸，進入大地，就像一棵樹長了很深很深的樹根。（如果你是站著的，觀想能量往下到雙腿，經過雙腳，進到了大地。）

2. 長出樹根
一隻手放在海底輪前面，另一隻手放在海底輪後面，手掌向下，輕輕往下移動。想像你的手幫助打開海底輪的能量，並把能量往下帶。連結大地。看到你的「根」深深紮入大地。感受紮根和這種穩固的感覺。

（二）核心練習
3. 把能量帶入海底輪
保持紮根的狀態。現在，吸口氣，把能量從大地吸到海底輪。每一次的吸氣就像用吸管吸水一樣，將大地的能量往上拉。這麼做的同時，手掌朝上，把大地的能量往上掃向你的海底輪。這麼做幾分鐘。

4. 把能量帶到頭頂
現在，用力吸氣，把能量從核心通道一直帶到頭頂，我們稱為頂輪的位置。用雙手把能量沿著核心往上掃，一直掃到頭頂。這樣做四次。

5. 擴展頂輪
吸氣到頂輪。想像頂部就是在你的樹頂的花朵。吸氣同時，用手沿著頭往上掃一圈，幫助打開這裡的能量。

6. 透過吐氣把能量帶下來

吐氣時，將能量從頭頂沿核心通道帶到海底輪。你也可以配合手的動作，把這些高頻率能量帶下來進入身體。這麼做四次，每一次都配合吐氣。

（三）完成

7. 在核心休息

感受整棵樹。你的根深植大地，你的頂部是開啟的，並且和天空連結。感受你的核心，並在其中休息。

快速參考要點：

1. 感受你的海底輪
2. 長出樹根
3. 把能量帶入海底輪
4. 把能量帶到頭頂
5. 擴展頂輪
6. 透過吐氣把能量帶下來
7. 在核心休息

完成這個練習之後，看看四周。有很多人會覺得他們好像看得更清晰了。東西似乎變得更清新、更生動。

讓居於中心的練習成為生活的一部分

居於中心將為你的生活和意識開啟各種可能。在更進階的階段時，它可以開啟更高的意識。

然而，居於中心也很實際，它跟我們的走路、說話和日常瑣事都有關。

瑞塔瑪：

> 為了在日常生活也居於中心，保持平衡，我請我的太極老師給我建議。他跟我說：「即使我現在在跟你說話，一部分的我仍專注在自己的中心。即使我在做其他的事，我也像是有隻眼睛往內看，棲息在我的中心，另一隻眼睛則往外看。」

我們已經提了幾種讓你與中心連結的方式。這些方式讓你體驗到核心通道，以及在那裡運作的生命能量。然而，當你在會議進行到一半，想做上述的樹的練習或是把能量場帶回中心，這樣的舉動恐怕會很怪異。你不會想在眾人面前這麼說：「我們可否暫停一會兒，我要平衡我的能量，我的手會在面前揮舞。」

因此，以下的方法是讓你在日常生活中也能隨時回歸中心。

練習 4.4：十秒鐘回到中心

1. 深深的吸氣。深深的吐氣。吐氣時,專注在海底輪
   (脊椎尾端)。想像緊繃的壓力從那裡流出去。感
   受紮根的感覺。
2. 吸氣進海底輪,把能量往上拉,沿著核心通道,一
   直到頭頂,然後擴展出去。
3. 吐氣,把能量沿著核心往下帶到海底輪。

繼續做你原本在做的事。盡量保持一隻眼睛往內觀,
同時做你要做的事。

 練習 4.5：兩秒鐘回到中心

如果你無法用十秒鐘做以上的練習,你可以深深吸口
氣,把能量從海底輪,帶到核心,到頭頂,然後吐氣。
吐氣時,將能量沿著核心通道帶回到海底輪。

繼續做你原本在做的事。

快速的居於中心

現代生活的節奏非常快速，所以我們也需要很快能找到中心和平衡。如果你有時間慢慢回歸中心，很好，但如果生活腳步太快，能量到處亂舞，你要怎麼辦？這時候的你正是最需要回歸中心，卻又最不可能有時間做這件事。

以下是「快速回到中心」的方法。雖然它不像之前要花些時間的方法那麼有效，但你會很驚訝它也很有用。

一面做事，一面居於中心，保持能量平衡

現在你已經熟悉了居於中心的基本操作，讓我們把它運用在日常生活中。

練習 4.6：一面走路，一面保持居於中心

1. 首先，用之前教過的任何方法回歸中心。
2. 現在，四處走走。在你走路時，就像是有隻眼睛專注於環境，另一隻眼睛往內專注在你的中心。
3. 想像自己走得很「平衡」，保持與核心的連結，保持紮根，你的頂輪是開啟的，與此同時，你一直在走動。

我們很容易因為分心，注意力不集中，而失去和自己的連結。結果就是失去平衡。當這種情形發生時，你只要重新回歸中心就好。你必須常做練習才能經常居於中心。

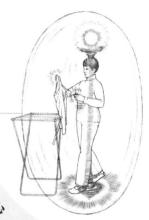

一面做事，一面能量居於中心
（處於平衡和穩定的狀態）。

練習 4.7：一面做事，一面居於中心

1. 譬如洗手時，塗奶油在吐司上時，或洗衣服的時候。找一件簡單但是需要手眼協調的事。
2. 一隻眼睛注意外在環境，另一隻則往內專注在你的中心。當你做事時，一直和你的核心保持連結。

很好。讓我們更進一步：

練習 4.8：一面和人互動，一面居於中心

和人互動時也一直保持居於中心，保持穩定和平衡。

這並不容易。和別人互動可能是最容易讓我們脫離中心的事了。對於維持居於中心而言，「人」會是最具挑戰性的對象。如果你發現自己跟別人在一起時失去平衡，不要對自己太苛責。每個人都會這樣。你可能需要練習一陣子，才會與人一起時仍然能量保持平衡，居於中心。本書的每一章都會進一步教導居於中心和回到自己內心的方法。

不倒翁

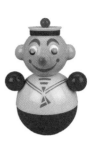

你可能還記得這種童年玩具。娃娃底部放了沙子
或水，你把它推倒，它會自己再站起來。

你將來就會成為這樣的不倒翁。你會被打倒上千次，但你
會迅速的回歸中心，站得穩穩的。雖然一開始會花些時間，
但是你回穩的速度會越來越快。當你的中心逐漸深化，你
就不會跌得那麼遠或那麼常跌倒。過了一陣子，你會發現
你總是能保持平衡，只有偶爾搖晃一下。

居於中心──更高事物的基礎

居於中心讓人感到滿足。生活在這種狀態非常舒適喜悅。
你活在當下，充滿活力、動力和能力。你的能量一致且平
衡，你的行為也如此反映。居於中心本身便是值得追求的
目標。

但這才只是開始，因為居於中心是帶來更多更好事物的基
礎，你將因此從生活中的每件事獲益。你會是有能量的，
你的創造力具有效能，你的較高智能、你的靈魂和精神都
會有平衡一致的能量系統，並經由這個能量系統作用。當
你處於平衡，你與人的互動會更有愛心，你的溝通更清楚，
你的行為更有效率。居於中心使你的人生受益。

能量流動的四個方向

水平 / 橫向

行動的層面：
進、出

垂直 / 直向

意識的層面：
往上、超越和往下

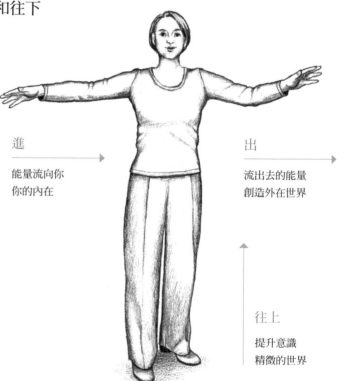

往下

具體化，在「真實世界」紮根

進

能量流向你
你的內在

出

流出去的能量
創造外在世界

往上

提升意識
精微的世界

5.
能量流動的四個方向
能量平衡的四個方向

我們是能量的聚合點，能量的渦旋，能量環繞流動的中心點。在任何一個時刻，許多能量都正在流進或流出我們的能量場。

我們也是能量的強大轉化器。能量在我們之內流動循環，隨著振動的變化而不斷改變狀態與形式。

能量流動的兩個層面

能量的流動有許多層面和方向。我們將專注在其中兩個：橫向（horizontal）和直向（vertical）。

橫向和行動及關係有關。能量從我們流出去，流到周遭的世界。能量也從別人和環境流入我們的能量場。

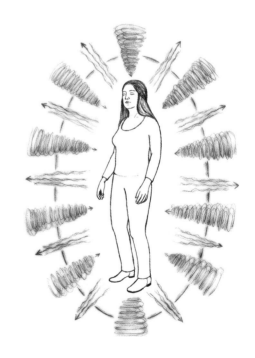

我們是能量的聚合點，能量的渦旋。

當我們說話的時候，我們是往橫向表達自己。當我們和別人產生連結，能量流動也是橫向的。當我們與人往來，無論彼此間是愛或甚至憤怒在流動，能量也都是橫向的流動。

橫向是行動與關係的層面
直向是意識的層面

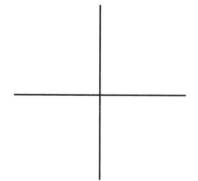

直向是意識的層面。這是內在的方向，和能量流經我們的核心通道有關，也和我們如何感覺和思考有關。能量在此流動的方式將影響我們的思考和感受。

雖然我們說直向能量是內在的，它還是有外在的面向。它讓我們和大地連結紮根，並開展往上的意識。

這兩個層面從過去便以十字的符號來表示。

十字的符號在許多文化和宗教傳統都被視為精神／靈性象徵。神秘教派認為十字是精神與物質交會處。十字的直向表示靈／精神（意識）的力量降臨。橫向代表物質（形體）層面。十字被視為「人類」的精神與物質、意識與形體會合的象徵。

能量原則十：

能量流動的四個方向

人的能量流動有四個主要方向。

能量流動的四個方向

當這兩個層面交會，我們得到十字的四個方向：左橫向、右橫向、往上和往下。十字的每條線代表能量流動的一個方向，進與出，上與下。每個方向都代表生命和意識的某特定面向。

有效運用能量的關鍵就在於瞭解這四個方向，並掌握每個方向的技巧。每個方向對你生活的某方面都有深遠的影響，每個方向都會產生特定型態的感受、思想和行為。

每個方向都代表示能量流動的一個路徑

橫向
・「進」代表能量流向你，你帶進你的系統的能量
・「出」代表能量流出你的系統，以及它對你四周世界的影響

直向
・「上」代表振頻和意識提升的能量
・「下」代表能量凝聚和接地／紮根

每個方向也代表一個生活的領域

....

- ・「進」代表你的內在生命——內在豐富的思考、感覺和感官。
- ・「出」代表外在世界——人、事物和地方。
- ・「上」代表每個人都有的較高層次的意識——通常稱為更高意識或靈魂。
- ・「下」代表你在身體裡，在當下，在此時此地。

我們在接下來的章節會詳細解釋這四個方向。現在我們先給你一個整體的觀念，知道它們是如何組合作用。

進──出──上──下

....

簡要概述

進

「進」是指能量流向你的方向。例如有人對你說：「我愛你。」你不但接收到他們說的話，也有「愛」的溫暖和關懷的能量流向你，進入你的能量場。

來自周遭世界的能量不斷進入你的能量場。如果要保持能量平衡，你必須瞭解這些能量如何影響

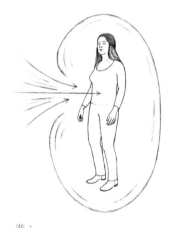

進：
能量流動的方向 — 能量流向你
位置 — 你的內在

你。你要刻意地接收對你有益的能量，不要接收無益的能量。

「進」的位置就是你的內在，你豐富的感覺、思考和能量的內在世界。你將發現一層又一層的你，而在這些層面的中心就是你的核心，你的本質。本書將花許多篇幅發掘你的本質，協助你活出本質。

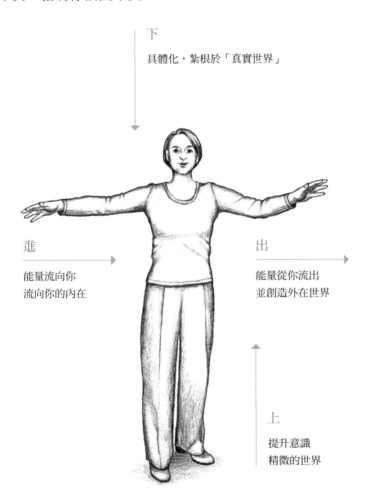

下
具體化，紮根於「真實世界」

進
能量流向你
流向你的內在

出
能量從你流出
並創造外在世界

上
提升意識
精微的世界

出

以方向來說，「出」指的是能量從你流出，進入四周的世界，這包括你與人溝通時所說的話和你送出去的能量。假設你決意要一樣東西，你的意志往前振動，形成在你面前的一股強大能量。如果你用這樣的強大振動對別人說話，就像是拿消防水管對著他們的方向噴水一樣。

透過發送出去的能量，你對四周的世界造成很大的影響。學習處理「出」的能量對於創造你想要的事物非常重要。

「出」也是一個位置——凡是在你外面的人、地方、東西和他/它們攜帶的能量，都是屬於「出」的部分。

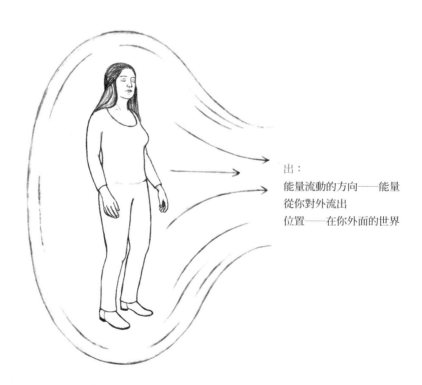

出：
能量流動的方向——能量
從你對外流出
位置——在你外面的世界

上

「上」指的是將能量從身體下部
移動往上的過程。每個感覺和思
想在能量場都有它的位置。比較
濃稠或低振動的感覺和思考處於
身體下部，當你往上移動，感覺
和思考都會變得越來越輕盈，振
動得更快速。

舉例來說，憤怒棲息於太陽神經
叢。你可能很氣某人，後來才知
道他們的行為是因為稍早遭遇的
悲劇，忽然間，你的憤怒變成了
慈悲。這是能量從太陽神經叢往
上移到了你的心。

能量不只往上移動，它也因此改
變了振動狀態。「上」也表示從
較沉重振頻的能量（例如憤怒）
到較精細振頻（例如慈悲）能量的過程。

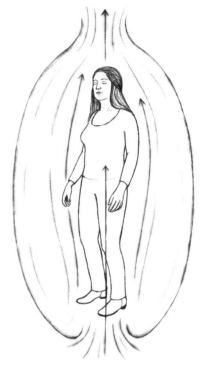

上：
能量流動的方向：
能量在你體內由下往上的流動
位置：往上——在頭頂和其上方

透過能量的角度來看，自我發展的過程就是能量不斷往上，
我們也因此對更純淨和精緻的意識及能量開放。

「上」也指身體上部的位置——頭頂和頭頂上方。高頻率
的強大能量就是在這裡，它們包含了你最高的思想、感覺、
渴望和志向。和「上」連結是一種上升／提升的經驗。

超越（beyond）

雖然我們說「進、上、下、出」是主要的四個方向，能量平衡裡還有一個很重要的位置，我們稱為「超越」。這是當頂輪開啟時的經驗，你在那時所接觸到的意識和能量沒有更好的名詞來描述，因此被稱為開悟、更高意識、靈魂或靈性等等。我們將這個層面稱為「超越」，因為它遠遠超越了一般正常的意識。這個地方無邊無際且深具啟發性，一旦接觸，你的生命再也不會相同。

下

接下來的例子是能量往下流動的過程：將你的較高意識的面向——愛、慈悲、視野和夢想 —— 帶進你的心智、身體和人格。

卡比爾：

> 我在泰國的一個小島上寫書。我把筆電放在大腿上，然後靜心。突然間我靈光一閃，立刻把想法打下來。但如果我能掌握住靈感的十分之一就好了。真令人挫折！有個更高智慧的我給了許多洞見，但我卻無法把握，無法經由腦袋把它們化成文字。

另一個「下」的例子比較實際，這是多數人都知道的經驗。我們都有很多理想。假設你希望自己的身材苗條且健康，你決定要節食並開始運動。這是你的較高心智在運作，但你仍必須把想法實踐在節食和運動上。你的高我在試圖指導你的較低層自我；你在試圖把一個較高層的理解「往下帶到」你的身體裡。

以方向而言，「下」指的是把你的理想、較高頻率的能量，以及更覺知的自我，帶入你的心智、感受、能量場、身體和人格。

「下」也是一個位置——你的身體下部以及腳下的大地；你在這裡接地紮根、處於當下。

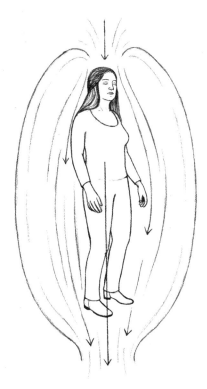

下：
能量流動的方向：
經由頭頂進入身體，到腳和大地
位置：你的身體下部和腳下的大地

「進——上——下——出」的循環流動

雖然我們把這本書分為兩個部分——行動的橫向層面；我們接收進來和送出去的能量，以及意識的直向層面；上與下。但在進階的能量平衡教學時，我們使用「進——上——下——出」的循環流動及其相應的步驟。

第一步
「進」指的是將你的覺察轉向內在。這開啟了自我認知和自我探索的旅程。

第二步
隨著你往內，你開始在自己身上下工夫。事情開始改變，你的能量開始往上移動——振頻增加，能量確實在你的能量系統往上移動，到達更高的能量中心，也就是脈輪。

在某個時候，你觸及「超越」，頭頂的頂輪打開了，你接觸到更高的意識。

這是旅程的前半段——到達更高的意識。但這只是一半。下半段是回來——把意識帶回到當下。

第三步
「下」指的是將更高的能量、思想和感受帶到你的身體與心靈的過程。你的振動改變了。你基本上有著「更多的光」。你的情緒和思想有了重要的轉變，變得更清明、更有力量。

第四步

但這也還不是終點。**最終，你是要在這裡「活出你的光」**；
向這個世界表達你所達到的覺知與意識，表現你心中的愛和
深刻的見解。你在此是要有所貢獻，讓這個世界變得更好。
你在這裡是要創造出能反映自己內在的外在世界。「出」
意味著將自己豐富的意識帶給周遭的世界。

我們用這樣的特定順序「進——上——下——出」 來表示
這整個過程。這是能量平衡的完整循環。

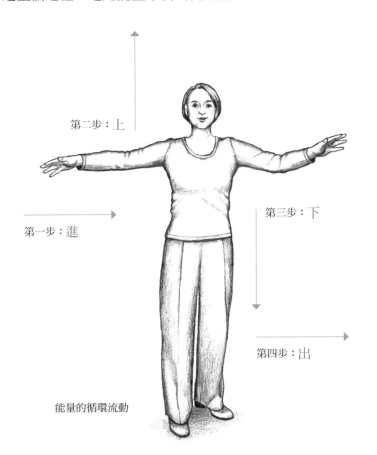

第二步：上

第一步：進

第三步：下

第四步：出

能量的循環流動

這樣的過程在你這生裡持續進行，然而它們每一天也都在發生，只是層面較小。能量一直在這四個階段循環著。例如，你對某人生氣。後來，你反省了一下（進），你發現自己是在情緒反應，而你可以對人更有愛心。於是你決定要更友善、更溫和，不要那麼直接反應（上）。下次當你再遇到同樣的情形，你想起了自己的決定，雖然你感受到自己的憤怒，但你刻意地控制住（下）。你選擇用比較溫和有禮的方式向對方表達（出），而不是大發脾氣。

* * * * *

完整版的能量平衡練習
（Full Energy Balancing Exercise, FEBE）

我們發展了一套含括進、出、上、下等範圍的能量練習，稱為完整版的能量平衡練習。這個練習能夠活化並平衡你的整個能量系統。我們將之簡稱為FEBE，開玩笑說這表示「有趣版的能量平衡練習」（Fun Energy Balancing Exercise）。畢竟，瞭解能量會為生活帶來很多樂趣！整套練習要花兩分鐘，你也可以做得比較久。快速版的能量平衡練習（Quick Energy Balancing Exercise，QEBE）只需要十秒鐘。延長版能量平衡練習（Extended Energy Balancing Exercise，EEBE）則要十到三十分鐘。

完整版的能量平衡練習很有威力。經常練習可以讓你腦筋清晰、情緒平穩、能量平衡。不只每次做都有效果，這個效果還能累積，帶你更深入認識自己，並成為真正的你。

我們討論過要把完整版的能量平衡練習放在這裡還是比較後面。放在這裡的優點是能夠及早介紹給你，你可以現在就開始練習並獲得效益。而且隨著你繼續閱讀，接下來的章節都有進一步的說明，使你更瞭解每個階段的深度與意義。

缺點則是，我們覺得除非你已經讀了後面的章節，要不你可能只是會做動作，卻不瞭解如何適當地去做練習，因此無法得到完整的益處。我們的考量是你可能會因此失去興趣，誤以為能量沒有效用，因為你還沒有體驗到任何東西。

影片連結

你可以在我們的網站 www.energybalancing.me 找到完整版能量平衡練習和快速版能量平衡練習的練習影片。

Section
TWO

第二部分
橫向
行動的層面：進和出

（一）進

6.
帶入能量
脆弱的能量場

一位美國人來到我們的中心渡假。他是美軍在阿富汗的供應商。我們起先以為他會看起來像是兇悍的軍人，結果他是個看來非常普通的四十多歲男子，典型的「鄰家男人」。

他告訴我們他在阿富汗的工作，以及對他個人的影響。他很友善，但是我們可以感覺到他內在的緊張和磚牆般的自我保護。他承認了這點並說：「我總是在警戒狀態。我在那裡永遠無法放鬆。我總覺得自己是在敵區。即使我身在四面有圍牆的軍事基地，照理說是安全和受到保護的，但我卻永遠無法安心睡覺。我睡時都穿好衣服，因為隨時可能會受到攻擊。」

在我們這個安全和友善的環境裡，他和太太享受著假期，他終於可以放鬆了。幾天之後，他的神情有了變化。

假期接近結束時，我們很驚訝地聽到他說他很渴望趕快回去：「如果我再在這裡多留幾天，我會無法承受回去後的狀態。我寧可只放鬆一點點，才能很快再強悍起來。」

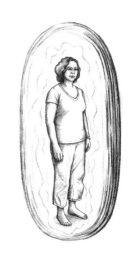

保護我們脆弱的能量牆
我們的基礎本質是容易受傷的；我們會被生命觸動和影響。為了保護自己，我們在能量體裡築起了保護的牆。

他的太太半開玩笑半認真地說，「他只能在一個關愛和安全的環境裡一小段時間，否則就太危險了！」他們說的都是真的。他在戰區需要有保護罩來保護自己。能在這裡放鬆非常好，他可以放鬆那些能量上的防護，但他擔心過度放鬆的結果會讓他脆弱，回去後容易受傷。

他太太的看法是敏銳的。讓他放下保護牆，讓自己被周遭事物觸動，是既美好也是難以承受的事。他只能承受些許，要不就會變得脆弱；而他的防護機制也想再次取得控制。他太太的話顯示了即使不在戰區，他的模式也是如此，他只會讓防禦系統放下一小段時間，然後就會找個藉口再把牆築起來。

這個男子讓我們看到人類本質的核心真相——我們都是易受傷害的。無論表面上顯得多剽悍、強壯或「超然」，骨子裡每個人都是脆弱、易受傷的。我們被周遭的一切觸動和影響。

每個人都是脆弱易受傷害的

● **詞彙定義：容易傷害**
容易受傷表示我們基本上是脆弱的，我們會被各式各樣的人事物影響。

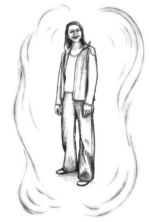

容易受傷——
我們基本上是脆弱的（能量場上下都有缺口）

瞭解能量之後，最重要的洞察之一就是：每個人都是脆弱的。我們說的「脆弱」指的是「會受到影響」。我們會被影響，會被事物感動。這是因為體認到人類能量系統的一個主要真相：我們的能量體很脆弱，會被各種各樣的事物影響。

這個男子也讓我們瞭解人們為了保護自己的脆弱所用的一些方法。有些方法健康，有些方法不健康。他的行為讓我們思考：
· 我們能夠對外打開多少？
· 我們可以暴露自己的脆弱嗎？
· 對誰？什麼時候？
· 我們要如何保護自己的脆弱？
· 一旦築起保護牆，我們可以把它放下多少？

每個人的答案都視情況而不同，但是基本上，除了某些例外，大部份的人為了不受傷害，都在能量場裡築了保護牆。當我們覺得安全時，我們會放下這些牆，例如我們跟配偶和孩子或好友相處時，或獨自在大自然的時候。然而許多牆已經變得幾乎是我們能量場裡的永久保護層了。只有在非常少有的情況下，這些保護層才能暫時放下，但往往卻又快速恢復。

● 詞彙定義：牆
牆是人類能量場裡的保護層。

有意識的脆弱和有意識的界限

經由能量工作，你可以學到的兩個最重要技巧就是有意識的脆弱和有意識的界限。有意識的脆弱是放下保護牆，允許自己被感動的能力。有意識的界限則是建立起保護牆，不讓不應該進來的東西進來的能力。

● **詞彙定義：** 有意識的脆弱
有意識的脆弱是指放下保護牆，允許自己被感動的能力。

● **詞彙定義：** 有意識的界限
有意識的界限是建立起保護牆，不讓不應該進來的東西進來的能力。

這兩個技巧很重要，原因如下：

1. 我們想要被某些事物觸動。它們就像是維持我們存在的能量食物，滋養並豐富我們，例如愛、關懷、尊重，以及來自大自然和動物等的能量。

2. 有些能量因為不健康，我們不希望它們進入，譬如侵略／攻擊性、負面、批判和不安的情緒。我們需要能在適當的時刻穿上「能量的雨衣」。

3. 如果我們躲在牆後，我們就無法體驗親密感。兩個穿著盔甲的武士無法很靠近彼此。我們必須先脫下盔甲，開放自己，讓別人進入我們的生活，親密關係才可能建立。

4. 容易受傷 / 脆弱表示被生命感動。活在牆後的人生是非常侷限的。一個敞開心的人生表示你參與生命所提供的豐富經驗。

本書第二部分將談到如何分辨什麼能量是正面，什麼能量是負面；接受和不接受能量的意義；如何修補能量破洞和各種相關技巧。

在這部分我們也會談到內在層面。一旦對能量有了覺察，我們就開始了某種發掘的過程。我們稱為「往內的旅程」（journey inwards），也就是尋找更深處的自己。

接受好能量

能量隨時朝我們而來。無時無刻。每一天的每一秒都有令人無法置信的大量能量向著我們的方向來。

這些能量會進入我們的能量場，然後以各種方式影響我們。有些能量對我們有益，它們以活力的形式或豐富的感受提供我們「能量上的滋養」。有些能量是中性的，它們經過我們的能量場而不會造成任何影響。有些能量則是不健康的，這樣的能量會使我們不平衡或受到困擾。

能量平衡的最重要技巧之一就是分辨哪些能量是正面的、哪些是中性的、哪些又是負面的。第二個技巧就是接受健康的能量而不接受不健康的能量。

讓好能量進入

> 星期一早上，你正走進辦公室準備開始上班。一個跟你關係不錯的同事跟你親切打招呼：「早安！」你嘟噥了一聲早安，走到自己桌邊。

你剛剛錯過了一個好的能量。

能量平衡的主要技巧之一就是當有好能量的時候就接受。你的同事剛剛給了你一些好的能量。當然，不是每個道早安的人都是在送出好能量，他們可能只是例行公事，沒有任何其他意思。但讓我們假設這位同事是真心祝福你，他看到你很開心，他的心裡充滿溫暖與善意。

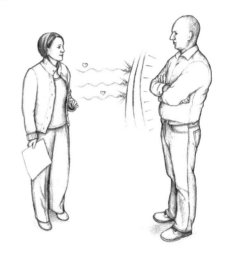

擋回別人傳來的溫暖能量

當某人關心我們的時候，他們會發送正向的能量流

在這時候，像這些簡單的「早安」就不只是字面的意思，其中也有關懷、尊敬，甚至愛的能量轉移。

愛是能量。關懷是能量。尊重是能量。這些都是在某個頻率振動的能量物質。人們送出這些物質，進入你的能量場。

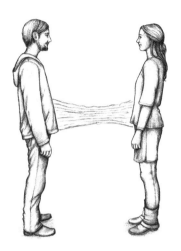

臍輪送出溫暖

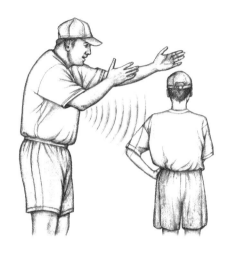

太陽神經叢發送權力／力量

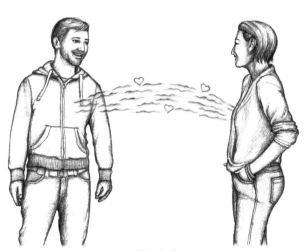

心輪送出愛

這類思想和感受的差別就在於振動。有些能量在我們稱為情緒的頻率振動，有些在稱為思想的頻率振動。有些振動在非常高的頻率，有的在低頻振動。有些思想和情緒被視為負面，因為它們的振動具有破壞性，對我們有害。有些能量因為它的振動可以支持和提升生命而被視為正面能量。所有能量都是在不同層級振動的物質。

這些我們已在先前說過，我們也還是要再次強調——能量是物質。這個理解是一把神奇的鑰匙，它可以開啟驚人、嶄新，且令人滿足的人生。這意味著每個思想和每個情緒都是某種形式的能量，而且這個能量可以從一個人傳遞到另一個人，並且累積在空間／房間、各個地方和物品上。

有些物質是你需要的能量。譬如，想像一整天沒有任何社交接觸，你或許很開心，希望剩下的時間也是如此。這可能表示你是能量過度飽和，或這些能量不是你想要的。如果是這個情形，想像一整個星期、一整個月或一整年，沒有任何人跟你說任何話。那麼到了某個時候，你就會覺得無法再這樣下去了。

對別人說正面的話可以對他人有美好的影響。在 YouTube 上有段很棒的影片就傳達了這個精神。這段影片很值得一看：修·紐曼（Hugh Newman）的 Validation（確認、肯定之意）。

那是因為我們都需要來自別人的正面能量。我們需要溫暖、尊重和愛。這些能量來處不同，可能是來自臍輪的溫暖能量、太陽神經叢的尊重能量，或是來自心輪的愛的能量，以及來自其他能量中心的能量。

當你的同事跟你打招呼，他是在對你送出一股溫暖的能量。
假設這個能量是「乾淨」的（我們很快會討論到乾淨和不
乾淨的能量），你就應該讓它進來。

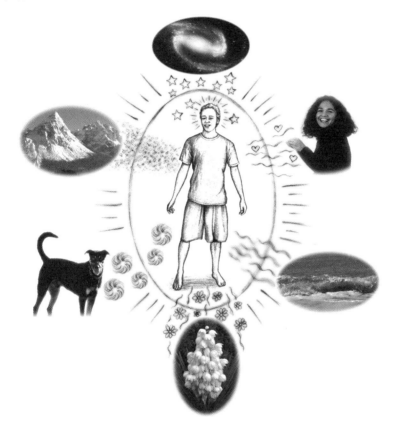

「好的能量碎屑」進入你的能量場會滋養你

我們說的讓能量進來是什麼意思呢？讓我們舉個例子。某
人誇讚了你，假設有人說：「我真的很敬佩你剛剛做的事。
非常有愛心，非常慷慨。」（你也可以用其他讚美的話取代）

在我們的訓練課程裡有個練習，我們請一位學員站在團體的面前，接受全體的讚美。每個人都要說一句正面的話。你可以看到大家的臉呈現不同的紅色。你會看到有些人不自在的扭來扭去，嘴裡嘟噥著，看起來好像在被虐待似的。我們一定會聽到像這樣的話，「是啦，可是…」來試圖逃避蜂擁而來的讚美。就好像我們無法忍受聽到別人說我們好話似的。

練習 6.1：今天的實驗

我們建議你對與你有互動的人做個實驗，那個人可以是你的伴侶、孩子、同事或店員。對他們說肯定他們的話。不需要過於複雜。可以很簡單：「你今天看起來很棒。」或是「我發現你做那件事很有技巧。」

然後觀察。

有多少人真的接受了這些正面能量？多少人避開了？

多少人用否定來反駁，他們或許說：「我其實不太會，只是看起來很行而已。」

卡比爾：

　　我永遠不會忘記第一次看到別人刻意接受正面能量的經驗。歌唱家帕華洛帝（Pavarotti）唱完後，觀眾全部起立鼓掌。他張開雙臂，往後傾身，然後把所有的能量接收進來。

你要如何接受「好的能量」？以下是幾個讓你練習「接受好能量」的方式。

‧和一位練習夥伴
如果你有練習夥伴，請他們對你說肯定的話。

‧生活裡的情況
如果剛好有這種情形：有人用眼神或言語肯定你，傳送正面能量過來時，練習接受。

‧自己一個人時
如果你是一個人，在鏡子前或坐在椅子上練習。對自己說些肯定的話。

和夥伴練習
我們會在書裡提供能量平衡的方式，協助大家保持平衡並處理日常生活的各種情況。你也可以用這些方法協助朋友接受「好的能量」。

兩人一起坐著。

第一個人：
1. 對另一個人說肯定、正面的話
2. 想像從心中對他送出溫暖的能量

第二個人：
1. 吸氣，吸入送過來的能量
2. 看到自己被這股正面能量充滿和滋養

調換角色，做同樣的練習。

練習 6.2：讓正面能量——好的能量碎屑——進來

1.「看到」好的能量過來
想像「看到」正面能量朝著你過來。

2. 願意接受
想像你的能量場打開，接受這個能量。學帕華洛帝那樣張開雙臂接納。

3. 吸氣
吸氣，將能量帶進（吐氣是將能量送出去）。

4. 讓自己充滿正面能量
吸氣時，想像這些正面能量深深進入你的身體。看到它們充滿了你，帶給你活力和溫暖（或這些能量攜帶的任何品質）。

5. 與之同在
暫停一會兒，和這個感覺同在。讓自己消化一下剛接收到的能量。

快速參考要點：
1.「看到」好的能量進來
2. 願意接受
3. 吸氣
4. 讓自己充滿正面能量
5. 與之同在

這樣做很簡單，也很有效。我們對接收正面能量所帶來的力量總是感到訝異。

我們也很驚訝好的能量這麼容易獲得。每當和別人一起的時候，我們都有許多機會可以接受別人送給我們的美好能量。每次我們經過美麗的花朵或樹木，身在大自然或在天空下，都會有好能量滋養我們。

卡比爾：

> 　我記得有一次演講結束，我感覺非常疲憊，於是走到一個公園，那裡有許多漂亮的花。我站在那裡，刻意的打開自己，吸收自然的生命力。我很快就覺得再次充滿活力。你也可以試試刻意打開自己的能量系統，吸收大量的好能量。

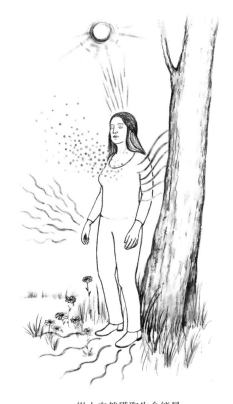

今天，找個時間，刻意地打開自己，接受好的能量吧。

從大自然獲取生命能量

經由吸收正面能量來充電

經由吸收正面能量，你可以在你的能量場重新建立活力。

你可能看過武術專家打破很厚的木板或磚塊。他們先聚集能量，然後用集中的力道把能量釋放出來。我們可以從他們身上學到很棒的技巧：如何集中能量並使之有力量。

想像一件儀器的電池沒電而無法使用。換上了新電池，儀器又開始運作。

我們的能量場也是一樣。想像你的能量場是一個大電池，裡面蓄有電力。你的電力可能是滿格、充滿活力，也可能電力用光了。

● **詞彙定義：充電**
充電是能量場充滿能量的狀態，就像充滿了電的電池。充電會讓你做的一切事情充滿活力。

關鍵在於收集並儲存能量。第一步是吸收。第二步是不要外漏。我們在第八章會討論到這點。

好的能量來源可以是：

人
‧別人流向你的溫暖、愛、關懷和尊重的能量

・笑、喜悅、愉悅正面的對話、有啟發性的想法
・真心的讚美、別人對你的信心或信任
・和伴侶、孩子及親友在一起的時光

大自然

・光腳走在大地、在海灘上、躺在草地上
・在花叢間欣賞美麗的花朵、擁抱樹木
・爬山、享受壯闊的風景、呼吸新鮮空氣
・站在瀑布下、坐在河邊、欣賞日出或日落
・仰望星空、月亮、欣賞宇宙的奧妙

動物

・來自寵物的愛和溫暖、聽鳥鳴、看蝴蝶飛舞、看到小花
　栗鼠時的笑容，或是跟海豚一起游泳。

食物

食物是能量與振動。你吃的是哪種振動？

・高頻率食物（新鮮的有機蔬果）的振頻高，根據寶維斯
　尺度（Bovis Scale），它可以提升你的振動與活力。低頻
　率食物（人工的、不新鮮的、加工品、含糖或脂肪）會
　降低你的振動。
・以下這些也會提升或降低食物的振動：
　－食物的來處
　－處理的方式
　－進食的環境：是否優美？令人開心的地方？
　－呈現的方式：是否看來美觀？是否懷著愛心烹飪？
　－吃東西時的情緒：是開心、放鬆的嗎？

藝術 / 美
・來自音樂、舞蹈、藝術、文學、建築、設計等等

靜坐
・和更深處的自我連結、與生命連結

還有許多我們沒有在這裡提到的元素。請傾聽你的身體和直覺。信任你的身體。它知道什麼好、什麼不好。

你的好能量來自何處？

列出你的好能量來源清單。

_____

_____

你在接受多少好能量？

_____

_____

你希望將以上何者（或其他沒有在清單上的）列為你自我滋養的固定部分？

_____

_____

7.
不接受能量進入
健康的界限與保護自己

有許多能量我們並不想它們進入我們的能量場。為什麼？因為我們幾乎可以把上一章「好的能量來源」清單裡的任何能量顛覆過來，也就是說，清單上的任何能量也都可以是有害的。

來自他人的愛、關懷或重視可能有害嗎？是的。但怎麼會呢？

首先，你知道的，好東西有時也會過多。假使有人用關愛的眼神看著你，對你說正面的話，那很好。但如果他們一直看著你，一直說正面的話，這個行為能夠持續多久？即使是出於愛，你也只能承受一定的量，否則就飽和了。超過飽和，就開始是困擾了。

還有一個我們沒法一直接收正面能量的原因，是因為正面能量裡往往有附帶的第二種能量。譬如說，有個愛你的人，眼神充滿愛的看著你，真心讚美你，但他同時也有不安全感，他想要你的愛與認可，而他的讚美和恭維帶有吸取、需求和依賴的品質。這個愛的能量在那個時刻並不是全然和純淨的。

這種事經常發生。事實上，我們做的事或送出去的能量，很少沒有連帶著其他事物。

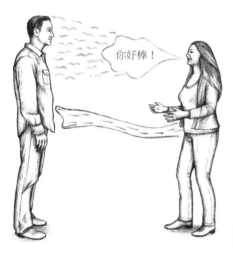

你好棒！

比如，笑聲。你知道那種捧腹大笑的愉快感受。笑聲很能振奮人心，是非常棒的能量。但留意一下一般的笑話和它引發的笑聲。許多笑聲的原因是因為他人的不幸或貶低了某人，這樣的笑聲是取笑的形式。因此笑聲也常伴隨許多負面能量。

好的能量伴隨著其他東西
在稱讚的言語之下，她需要的是你的認可。

負面能量

「負面能量」是指什麼？

負面能量：
・有破壞性
・造成傷害
・引起痛苦（雖然痛苦也可以是正面的，例如對某人說出真相，一開始或許會引發痛苦，但卻讓他們改變了具限制性的個人特質，他們的生命因此變得更正面。）
・對人生沒有幫助
・妨礙生命能量的流動
・抑制正面能量

負面能量限制了正面生命能量的流動。

　　　瑪麗很想從醫療界提早退休，到法國開一家民宿。她
很會烹飪，她和丈夫過去十年也都在學法語，他們已經
在波爾多市（Bordeaux）買了一個房子。瑪麗和同事談
到她的計劃，同事不但沒有感染她的熱情，還說：「你
為什麼要為此放棄醫療工作？你難道不知道法國人最會
為難外國人嗎？你的計劃行不通的。」

你可能遇到過類似情形，或是對別人做過類似的事。你對
某件事懷有熱情，開心地和朋友分享。然而他們不但不支
持你，還告訴你不可能行得通，跟你說為什麼這不是好主
意，為什麼你不該這麼做。

並不是說別人一定要同意你。你希望人們能對你誠實；如
果你的計劃有盲點或瑕疵，有人指出來是好事。但我們可
以在指出缺失的同時，仍然保持正面的態度。遺憾的是，
許多人往往是出於習慣地潑人冷水、挑毛病，讓他人的喜
悅頓時消失。

一個過度批判、吹毛求疵、光找缺
點、有攻擊性或貶低他人的人是負
面的。一個有控制慾和自我設限的
人是負面的。一個憂鬱或沈重的人
很可能會帶來負面影響。任由命運
擺佈的宿命論者或悲觀的人是負面
的。一個充滿恐懼，心裡都是「不
能」、「不可以」、「不會發生」
的人是負面的。活在受害者心態的
人是負面的。

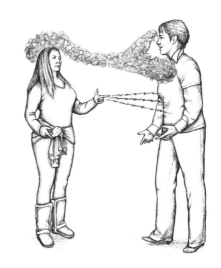

你認識誰是負面的人嗎？或許就是鏡裡的那位？

想想負面態度對你的影響是什麼？

負面態度會限制生命的流動。生命能量是「肯定」的，它想要流動、體驗、探索、發掘、創造、建立關係和行動。負面能量則破壞這一切，負面能量像是一隻腳直踩煞車，限制了生命能量的流動。

生活周遭雖然有許多負面能量，但這不表示你就要接受它們進到你的能量場。你不必讓負面能量防礙你。

分辨什麼是正面和負面

你要怎麼知道什麼能量是正面，什麼又是負面呢？這個問題不容易回答。因為，首先，你必須更敏感、更能感知能量。這需要練習。

第二，有時候看起來是負面的，很可能正是你成長所需的。譬如說，有人對你發脾氣，一般會認為這是負面的經驗，因為憤怒會劃破並損害你的能量體。但也許那個人的憤怒有正當原因。也許你需要被敲醒，才會瞭解你無意間在做的事是不健康的。在這個情況下，他們的憤怒最終是正面的。

我們面對的一些負面能量：

來自他人的：
· 批評
· 攻擊、侵犯
· 取笑
· 控制
· 沮喪
· 恐懼
· 受害者心態

來自環境：
· 空氣、水和土地的汙染
· 機器
· 電力或電子的振動
· 噪音，還有從人、交通、機器、飛機和動物發出的不和諧聲音
· 狹小擁擠的空間
· 衰敗或腐爛的事物

有一派想法認為「能量就是能量，無所謂正面或負面。我們只是要學著去處理。」我們某程度同意這個說法。確實，最終，一切都是能量，沒有好或壞。但是身而為人，我們也必須承認我們的能力是有限的，有的能量就是會對我們有害。所以，要如何分辨呢？其實並沒有什麼固定不變的規則，倒是有幾個有用的指導。

· **信任你的直覺：**學習傾聽你的感覺，信任你的直覺。覺得有些「不對勁」嗎？你可能無法說清楚到底有什麼地方怪，但你的內在就是覺得自己面對的能量不太對勁或不健康。信任自己。許多事往往表面上看起來「很好」，實際上卻隱藏著不那麼好的東西。

隨著時間的過去，我們所謂對真相的感應會成長。這個能力讓我們能夠分辨真相，知道某件事是真的還是假的，或是否有隱藏的實情。雖然我們無法用某種簡單的訓練告訴你「就是這樣分辨」，但我們希望透過指出這個感應的存在，讓你能注意到它，而慢慢地，你將學會傾聽它的聲音。

此外，有一些覺察練習可以加速這個感應或辨識能力的發展。

·**傾聽你的身體**：通常你會感到緊張，胃打結，或身體／心靈會以某種方式告訴你有些地方不對勁。注意這些訊息。我們很容易就忽視它們。不要忽視！內在的鈴聲一響，就要好好聆聽。找尋訊息的意義，就算聽起來很荒唐，但通常並非如此。

·**學到教導**：如果某件事看起來是負面的，其中是否有些你需要學習的「真相」呢？問問自己：「我需要從這件事情學到什麼？」

能量侵犯

任何在你非情願下進入你能量場的東西，都可能是侵犯。當某人對你有攻擊性，他們的能量擊中了你，讓你失去平衡，這就是侵犯。如果某人對你或你所在的方向過於情緒性，就像本書稍早提到的安東尼奧的故事，那，也是一種侵犯。

某人想控制你，這是侵犯。某人對你非常關愛，但是是在你不想要或不接受的時候，這也可能會是侵犯。懷著善意的某人對你十分關心，就像卡比爾的母親關心他的飲食一樣，可是下意識的動機，使得這樣的關心也可能是一種能量侵擾。

● **詞彙定義**：能量侵犯
任何在你非情願下而進入你能量場的東西都可能是能
量的侵犯。

這意味著我們的能量場一直是被侵犯的。每天有多少人或
事物跨越了我們的能量界限，實在難以想像。如果不是某
個人，也可能是動物或沒有生命的物體。當我們走在繁忙
的城市街頭，車流的噪音、人群的聲音、機器的聲音、電話、
電腦…所有這些人事物都在入侵我們的能量場。

照顧你的個人空間

保護自己不受侵犯是非常重要的能量技巧。而首先，你得
瞭解界限。

接下來我們將探討保護和強化個人能量界限不被侵犯的方
法。當你對界限有所瞭解，你可能也看得出自己是如何侵
犯別人的界線。我們在第十二章會進一步討論能量侵犯。

你的能量場是由你的身體向各方向延展出去，大約到離身
體三呎遠的範圍。不要想像你的身體被能量場包圍住，而
是想像自己就是一個直徑六呎的能量球體，然後中間有個
物質的身體。你的能量場就是你。你的整個能量場大約有
六呎的直徑。這就是你的空間。

● **詞彙定義：個人空間**
你的能量場由你的身體向各個方向延展出去，大約到三呎遠的距離。這就是你的「個人空間」。

讓我們稱它為「神聖空間」，因為它是神聖的。你的能量既特別又重要，它需要你的照顧和保護。就像身上穿著一件很美、很昂貴的衣服，你不會希望一隻爪子都是泥巴的狗兒撲到你身上。請這樣去想像你的能量場，當你居於中心與平衡時，你的能量場非常明亮、乾淨、清澈且流動。你不會想要有人丟給你沈重、濃濁或不愉快的負面能量。

但這樣的情形卻經常發生。大家不自覺地把自己的負面能量丟到別人的能量場裡。有時候方式很直接，譬如洩你的氣或攻擊你。但通常是用間接的方式。當他們沮喪或不快樂時，就像是被烏雲籠罩一般，而這個烏雲會附著在附近的東西上頭。他們並不是故意要對你怎樣，然而，他們的「烏雲」卻會對你造成影響。

那該怎麼做呢？

你能做的就是定義你的界限，保護你的能量，保持你的空間完整。

● **詞彙定義：界限**
你的能量場的邊緣，可以防止能量進出。

界限——能量場的邊緣

● **詞彙定義：**有意識的界限
有意識的界限就是有能力在能量場的邊緣建立起保護的牆，不讓不該進來的東西進來。

人類的能量場有點像一顆蛋，不只是形狀，而是最外層也有很清楚的邊緣。就像蛋殼可以防止蛋汁流出，也防止破壞性的能量進入，我們能量場邊緣也是如此，它就像一個界限，防止能量進或出。

然而人類能量場的邊緣和蛋殼還是有所不同，因為我們的邊緣是可以改變的。有時柔軟、有洞、易滲透，可以讓東西進來。有時堅硬、無法穿透，因此任何東西都被擋在外面。我們有能力控制我們的界限。我們要為能量場築一道保護的界限。

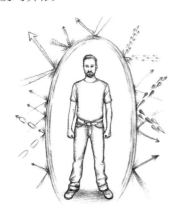

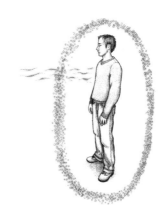

能量場的保護界限
能量場的保護界限防止不好的東西進入。

能量場界限的彈性
能量場的界線可以打開，讓東西進來，也可以關上，不讓能量滲入，以保護自己。

練習 7.1：保護自己

（一）準備

1. 觀想自己散發出能量

想像你的能量場往各個方向往外延展三呎。

2. 感受能量場的邊緣

感受能量場的外緣，想像自己看到邊緣。

3. 關閉邊緣

現在想像把邊緣關起來，讓它變得堅硬而無法穿透。

（二）核心練習

4. 建立保護的界限

手臂伸直在胸前，手掌朝外。就像一個用手畫畫的畫家一樣，現在先移動你的手掌，從前面往兩側，邊做邊想像你是在強化這個具保護性的能量場邊緣。檢查自己整個能量場的邊緣。

（三）完成

5. 讓能量彈回去

當你覺得完成時，用你的內在之眼看到朝向你來的能量在界限被彈了回去。

快速參考要點：

1. 觀想自己散發出能量
2. 感受能量場的邊緣

3. 關閉邊緣
4. 建立保護的界限
5. 讓能量彈回去

很容易吧！控制能量場並不難。隨著練習，你會越來越得
心應手，而且只要你一開始這麼做，你就能控制你的能量
場了。

築牆的潛在危險

很多人在能量場裡築了保護牆，一直
不放下來，這就是築牆的潛在危險。
你可能好些年都帶著這道牆，甚至一
輩子。你可能認識這樣的人，他們給
人強硬、封閉或不讓人親近的感覺。
這是有原因的，因為他們就是如此。

以能量而言，他們在能量場裡築了一
道牆來保護自己的脆弱。或許在安全
的地方會放下來，例如和伴侶在家中、
和孩子在一起、與他們的狗/寵物在一
起，還有獨自在大自然的時候。但是
許多人即使在這些時刻也不放鬆。有
時候你只把牆放下一秒，然後又迅速
恢復原樣。你打開了一會兒，但是關

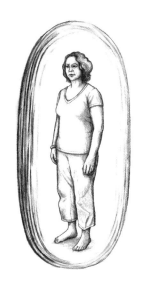

能量場的牆
能量場的牆雖然保護我們，但也
讓我們無法與人親近。牆可以很
快築起來，卻永遠存在。

閉的模式太強了，即使你不想關上，它還是自動關了起來。

多數人在能量場裡有許多牆（只有很少數人例外）。他們不只是外面的邊緣被保護，在洋蔥裡更深層的地方也有不少牆。這些牆幾乎隨時都在，安靜有力的在幕後運作。

我們提到這點是為了提醒你，當你在能量場築起保護的邊界時，不要就永遠把牆留在那兒了。如果你刻意關上了能量邊界，那麼當你感覺安全的時候，也請記得打開。

現在就讓我們來打開能量場的邊緣。

練習 7.2：重新敞開自己

1. 雙手準備

雙臂往前伸直，手掌向內對著自己，手指放鬆。

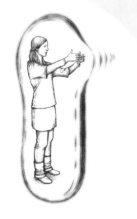

打開能量場的邊緣
用手移動外牆，打開邊緣，
再度接收能量。

2. 融化能量場的邊緣

雙手朝向自己移動，每次移動大約六英吋（約十五公分）。想像雙手在消融能量場的邊緣，幫助能量進來。動作要溫和。用你內在的眼睛，看到堅硬的保護殼變得柔軟、能被滲入。

3. 讓能量進來

想像自己看到正面能量透過能量場的邊緣進來並進入越來越裡層。感覺自己像塊海綿，吸收進來的能量。

快速參考要點：

1. 雙手準備
2. 融化能量場的邊緣
3. 讓能量進來

不論是打開或保護能量場的邊界，這二者都有它們的時機。
重點是知道自己需要或是想要什麼，並且有執行的技巧。

練習 7.3：打開還是保護？

今天請留意你在什麼時候想要打開能量場？什麼時候
想要保護自己？視情況需要，練習打開和關閉能量
場。

閃避能量

能量可以同時往四面八方放射出去，也可以有特定方向。
當能量從身體某部位散發並指向特定方向，通常是朝向前
方。就像我們用水管對準某個特定植物澆水，我們也可以
將能量指向特定方向。

假設你跟某個情緒化、心煩意亂，正在生氣的友人在一起，這樣的情緒會往四面八方放射出去，但也同時朝向特定方向：來自身體特定部位的氣憤能量會朝前方放送。如果你正好坐在這個能量波的前面，你的能量體就會被直接擊中。

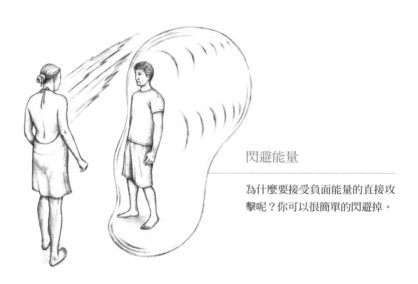

閃避能量

為什麼要接受負面能量的直接攻擊呢？你可以很簡單的閃避掉。

解決的辦法很簡單──閃避開來！往旁邊挪一步，不要直接站在那人的前面。還有，稍稍側身，這樣較為敏感的能量場的正面就不會直接面對對方。能量場的側面不像正面那麼敏感。以上兩個動作都會減輕負面能量對你的影響。

當和人打架時，（這個情況現在應該很少有了，但還是有可能發生。）我們都知道身子要側一邊。當旁邊的人情緒激動時，當然，生氣的那個人往往沒有覺察，他會想把自己的氣憤都宣洩在對方身上。這時另一方可以說：「我可以傾聽你的憤怒，但不要直接對著我。請側身，我才不會被你憤怒的能量打到。」

對空間的能量警覺

....

對空間能量有警覺是很重要的技巧。這表示你能夠覺察自
己能量場附近發生的事，以及它對你的影響。

假設你去餐廳，你的位子正後面也有人坐著。你們等於是
坐在彼此的氣場裡。你的能量場會很辛苦。

有時候，在火車、公車或飛機上你不得不和別人坐得很近。
那麼你可以用練習 7.1 來幫助自己建立能量場的保護界限。
但通常你可以改變這樣的情況。譬如，進餐廳時，四處看
看，找一個不那麼人多的地方，要求坐在那裡。不要坐在
背後就是通道的座位上，免得一直有人走過你的能量場。

對空間的能量要有警覺，選擇最具支持力量的位置。

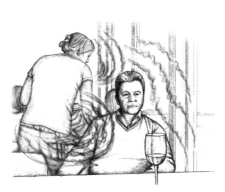

餐廳裡不好的位置

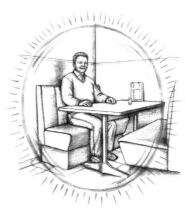

餐廳裡的好位置

雖然「風水」（能量的流動）這個主題很大，不適合本書，但是我們還是要建議你學習覺察能量的流動。如果你坐在門口，你是直接暴露於通道的流動能量，這表示你會隨時被打擾，你也不斷在接受外來的能量。你應該要找個能量較平穩的地方。隨著你開始注意空間裡的能量流動，你會學會找到最適合你，感覺最好的位置。

學會說「不」

雖然本書不打算討論能量模式背後的深層心理面向，我們還是想討論一下隱藏在「不」背後的涵義。大多數的人都很好——太好了，以致無法說「不」。就好像有某種道德標準或宗教情懷叫我們不可以自私，不可以自我中心，因此讓我們很難把「不」說出口。

某人要求我們做某件事，我們通常會說「好」，但心裡可能覺得不平，很想說「不」。某人很興奮、興高采烈的想告訴你事情，你覺得你必須傾聽，你因此不敢說：「對不起，但是我現在沒時間聽你說。」

在我們的訓練課程中，我們要求學員說「不」的時候，你簡直無法相信要他們說「不」有多麼困難，他們總會支支吾吾、掙扎不已。

說「不」是很有必要和健康的！想一想：如果你無法真心的說「不」，你也就無法真心的說「好」。只有當你能夠

清楚的表明態度，你才能自由且自主的服務他人。這對你和別人都會是很美好的經驗！

學習說「不」以便停止接收對我們不好的能量

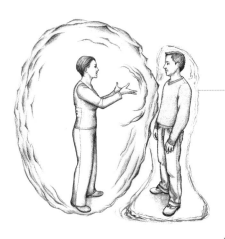

左邊的女子對男子傾倒大量的能量

圖中的男子對那些能量說「不」，保護他的個人空間。

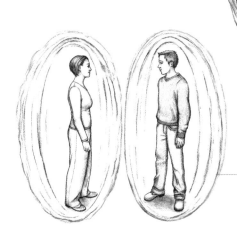

對別人說「不」就是對自己的個人空間說「好」。這有助雙方的能量場都回到正確的位置。

練習 7.4：說「不」

我們想提出一個很有挑戰的練習。
今天對某人說「不」。

如果你現在還做不到，至少要對自己誠實，你是想說
「不」的。

同時也請留意，當你說出不健康和不誠實的「好」時，
這對你有什麼影響？你也可以先試著在心裡說「不」，
而不要說出口。

8.
能量漏洞與界限圈

> ● 詞彙定義：界限圈（Ring-Pass-Not）
> 界限圈是柔軟的界限邊緣，防止能量流出去或移動超過某個範圍。牆是防止外在能量進來的界限。界限圈讓你的能量不致流失。

「界限圈」是一個柔軟的界限邊緣，讓能量不至於流出去，或是移動到某個範圍之外。它不像保護的牆，牆是讓外面的東西進不來。界限圈比較像能量場的邊緣，作用是讓能量不致流失。雖然界限圈也能阻止外面的能量進來，但我們在這一章要強調的是不讓能量出去。

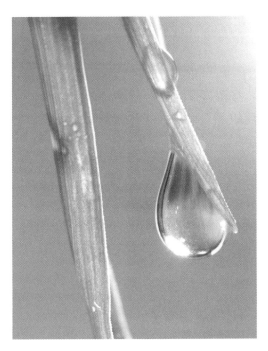

最好的界限圈的例子，可能就是你們非常熟悉的水滴了。表面張力讓這滴水成形而不致散開。若是沒有界限圈，這滴水就會流向四處而不見了。一滴水的界限圈不是僵硬的牆，但是它的作用確實是某個界限或邊緣，創造出某種容器。

自然的界限圈：水滴

人類的能量場很自然的有一層界線圈。它讓你保持完整，防止你的能量過度流失。不但整個能量場有個界限圈，能量場的某些地方也有界限圈。每個能量中心本身就有把能量留在脈輪裡的界限圈。

侵犯自我的界限

關於界限圈，我們都有的問題就是我們會不知不覺的破壞這個自然的界限。結果就是能量外流而失去平衡。

我們會侵犯自我的界限

我在辦公室的同事也是我的好朋友，他很愛我。每天他到了辦公室，就用非常熱情洪亮的聲音跟我說：「早安！」而我幾乎都會被嚇得掉下椅子去！

有一天，我們談到這件事，他想了一想，然後說：「我的心就像一隻大狗狗，當和喜愛的人打招呼時，會自動跳到對方身上。現在我知道了，我這樣會嚇到別人。怪不得很多人都在避著我。」

他說：「現在我們談開了，我明白到一點，每當我這樣打完招呼，我總是會感到細微的不舒服。雖然我一方面很開心，另一方面，我的胸部會感到一種奇怪的壓力。」

他不但侵犯了我的界限，他也侵犯了自己的界限。他的心在面對另一個人時，能量跳動得太強烈，甚至超過了他自己能量場的界限。

我們要學的是有意識的克制。從覺察的角度來看，你要對自己說：「克制能量。不要讓能量跳到別人身上。」你允許心裡有熱情，但不要讓自己過度對別人宣洩。你在那個時候要築一道界限圈來克制熱情，用健康的方式表達你的感情。這並不是要你不表達，而是表達的同時保持正確的平衡，不讓它超過你的能量場邊界。

一旦你瞭解這點，你就可以有意識地建立界限圈。這是很重要的能量技巧，會對你非常有用。

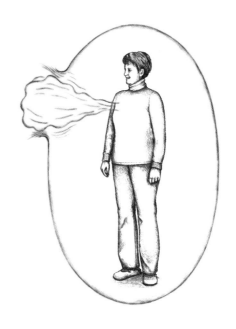

侵犯自己的界限
當你的情緒過於強烈時，你很容易地就侵犯了自己的界限。

界限圈的好處：

- 控制並保留住你的能量，讓你的能量累積、充電並創造活力。
- 讓你的能量保持在正確的平衡；支持並強化你的核心。
- 如果你有清楚的界限圈，就有清楚的個人空間。這是你的神聖空間，你存在的空間。在界限裡面，你可以允許自己脆弱。而在這個脆弱中，你也將發現我們說的「脆弱的力量」。這個力量來自你有可以做自己的空間。

· 最後，當你充滿能量，這就是你最好的保護。你的核心能量充滿了你的空間，而你帶著這個能量面對當下。

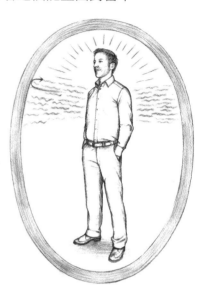

界限圈在你的能量場邊緣外圍
界限圈保留住你的能量，不讓它們外流。

讓我們試試以下練習：

練習 8.1：建立界限圈

（一）準備
1. 做簡短的樹的練習（請參考練習 4.3）
擴展你的根，接地紮根，沿著核心通道往上吸氣，擴展頭頂的頂輪。觀想自己的能量向外散發約三呎（約九十公分）。

（二）核心練習
2. 將你的能量場邊緣凝結成界限圈
· 雙臂往前伸直。手掌朝向自己的身體。現在，緩

緩將手掌向身體移近約十五公分。一邊這麼做的時候，一邊想像自己正凝結能量場的邊緣，讓它凝固起來。

·將整個能量場——前面、背面、側面、上面和下面都依照這樣的方式凝固。想像你「看到」界限圈形成，它是能量場的界限，讓能量不致流失。

·當你的能量場形成清楚的界限時，你的手就可以放鬆休息。

3. 想像界限圈包住了你的能量不外流

在心裡想像界限圈。想像整個能量場的邊緣都已明確界定，但不像牆那樣僵硬。這個界限圈包住了你的能量，你的能量不會外流了。

（三）完成

4. 測試你的界限圈

慢慢的睜開眼睛。你的界限圈仍然很強嗎？還是當你往外看就變弱了？不要擔心。再想像一次，記住它給你的身體感覺。

快速參考要點：

1. 做簡短的樹的練習 4.3
2. 將你的能量場邊緣凝結成界限圈
3. 想像界限圈包住了你的能量不外流
4. 測試你的界限圈

其他侵犯自己能量的方式

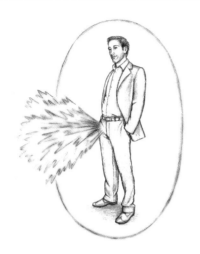

性吸引劃破了臍輪

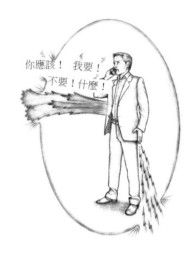

過當意志 / 行為讓太
陽神經叢地帶有裂口

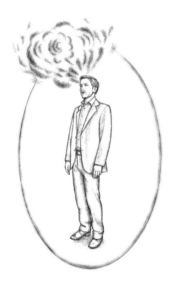

思考讓第三眼的地方有裂口

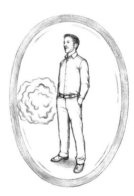

界限圈克制了性吸引力

刻意創造出來的界限圈會控制能量，要不
然能量很容易超出我們自己的能量界限。
界限圈並不會壓抑能量，相反的，它是更
大的轉化過程的一部分，這個過程包括克
制、控制、轉向，最後轉化。

能量漏洞 / 裂縫

● **詞彙定義**：能量漏洞 / 裂縫
能量場裡一個或數個讓能量流失的地方。

界限圈的好處之一就是保持你的能量完整，讓你隨時可以運用。把你的能量場想成是一個容器。當你缺乏健康的界限圈，就像是容器有了裂縫，我們的能量因此流失。我們開玩笑說，這種流失的狀態就好像「瑞士乳酪能量場」，到處都是洞，使得能量不斷消散。

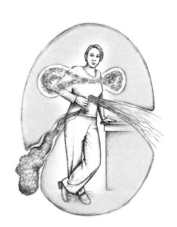

能量漏洞 / 裂縫

情緒波動或壓力都會讓能量大量流失。我們通常不會注意到小量的能量排出的時候，譬如走在街上、注意力分散各處、心裡有許多想法、說太多話…等等，這些時候，能量都會慢慢流失。

能量漏洞 / 裂縫的例子

大的能量裂縫 大量的能量流失	小的能量裂縫 小量的能量流失
情緒激動	注意力分散
壓力	說太多話
過度緊張或興奮	過度專注於外在環境
能量混亂喧鬧的環境	想東想西、念頭喋喋不休

練習 8.2：封好能量裂縫

（一）準備

1. 感受能量裂縫

雙腳與肩同寬站立。感受能量超出界限的感覺。仔細注意是哪裡覺得能量超過界限或是能量正在流失。

（二）核心練習

2. 重新收集流失的能量

專注在能量過於擴展的地方。現在，用手把能量收集進來，讓能量接近身體。信任你的直覺，它會告訴你正確的距離，但一開始你可以先伸直雙臂，從這個距離開始重新收集流失的能量，然後將能量放回約半隻手臂長的地方。做幾次之後，你會覺得那個地方感覺不一樣了。你會感覺比較舒服，再次充滿能量。

3. 密封能量裂縫

想像你的雙手可以封補缺口，撫平邊緣，並貼上能量繃帶。現在你的能量不會那麼容易流失了。想像一個蛋形的能量場包圍著你，支持著你。

（三）完成

4. 在你封好的能量場裡放鬆休息

讓你的手放鬆休息。想像你能量場的邊緣已被封住，但不是一道僵硬的牆。你的能量現在留在能量場裡供你使用。

快速參考要點：
1. 感受能量裂縫
2. 重新收集流失的能量
3. 密封能量裂縫（補好缺口）
4. 在封好的能量場裡放鬆休息

練習 8.3：覺察能量流失的練習
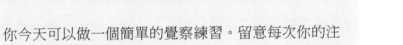

你今天可以做一個簡單的覺察練習。留意每次你的注意力和能量往外流動的時候。問問自己——這讓我得到能量還是失去能量？也請注意，能量超出界限外流有時會在當下暫時帶來能量，因為你感到興奮或很有行動力，但是一會兒之後，能量便會明顯降低。

9.
健康和不健康的能量進入
能量進入的方式：健康與不健康

「是召喚讓我們進入內在，而非反應。我們不是像狗在寒風中蜷縮，而是往內翱翔，像老鷹似的。」

魯米（*Rumi*）

魯米這麼形容：「往內翱翔，像老鷹似的。」從能量的觀點來看，當能量是往你的中心，你的核心通道移動，你與能量調諧，並能在內在放鬆，這就是能量向內進入的健康方式。

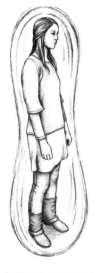

能量場往內收縮的人
能量以不健康的方式往內

魯米也描述不是反應，不是像狗在寒風中蜷縮起來。這句說的是能量不健康的進入方式。在這種情況，能量場會是收縮、退縮、緊繃和微小的。

你可能知道這種感覺，當你被攻擊或受創時，有部分的你就往內退卻。也或許是你對自己感到失望，你的能量就會縮進去。

很不幸地，許多人的能量場有部分幾乎永遠是內縮的。以前發生的事讓我們退縮，在多年後的今天，我們的能量還是緊縮，幾乎就這麼凍結不變了。

緊縮的深層自我

你可能在自我深處是緊縮的，但是表面上看不出來。你的能量場表層的能量可能是明亮和向外流動，但裡層部分的能量卻是退縮和無法使用。

這樣的能量收縮狀態讓你縮小並限制你能量的流動，而且也損害你的人際關係。這樣的能量就像是關閉的門，阻礙了親密關係的發展。別人會覺得被你排斥或是你不愛他們。有時他們會退縮或走開，有時他們會更依賴，在你關上的門上敲得更大聲。這會形成一種惡性循環，你越封閉，他們越是努力。

從另一個角度來看，收縮的能量可能會無意識地邀請別人佔據你的能量空間，而使得你更為退縮。這個機制是透過直覺運作。你應該聽過「啄食順序」（pecking order），也就是等級的理論。（注：指禽鳥強弱有序，啄食亦分先後，動物世界和人類社會皆是如此）。

當你收縮你的空間，你等於放棄了你的個人／神聖空間，別的人便會佔用。他們直覺的認為你是軟弱或脆弱的，所以可以「啄」你，而你因為被啄而更退縮。這樣的惡性循環會讓你越來越渺小。這種機制常見於群眾暴力、等級制度、濫用權力和支配的情形。

瑪格莉塔的故事：「打開簾幕吧！」

觀眾全都起身鼓掌要求安可曲。「我們做到了！」在簾幕後面，我的紐約鋼琴師和我開心地看著彼此。多麼棒的一刻。我的心充滿了喜悅與感恩。我們的音樂會「月夜之夢」完全成功！空氣中仍然迴響著音樂。我們配合得天衣無縫，一切都流動得好自然…我們像是受到指引一樣。

過往的回憶忽然閃過…

從小，音樂就是我的魔法世界。五歲時，我開始彈鋼琴。我只要一聽到音樂，就可以當場跳起舞來…直到有一天在學校被同學嘲笑，我第一次覺得丟臉…

…十四歲時我念寄宿學校，我很喜歡在合唱團裡唱歌、練習彈琴，我那時也第一次上指揮課。但是我覺得自己和同學很不一樣，他們說話和穿衣服的方式，還有他們的休閒活動都跟我不同。我開始躲在圖書館和我的小房間裡，或者獨自彈奏風琴…

說起打擊…我告訴我最喜歡的教授，我剛完成指揮和風琴演奏的碩士學位，我想繼續學聲樂。他皺著眉頭說：「我不覺得你的聲音或魅力可以成為專業的歌唱家。」

…但我無法停止內心的渴望，我告訴自己：「無論如何，我要學會自由自在的唱。」我終於被錄取聲樂訓練的課程。

在紐約市哥尼里亞・瑞德（*Cornelius Reid*）歌唱工作室有好多快樂的時光。有一次，我正在唱一個很長的高音，原本唱得很勉強，但我的內在忽然有個什麼打開，釋放出美妙有力的動人高音，我簡直無法相信那個聲音是我發出來的…

我的鋼琴師用手肘輕輕碰我，我的心思回到了演場會現場。我的夢想成真了：此刻的我站在後台，以一位專業歌唱家的身份，等著以舒曼（*Schumann*）的月夜曲（*Moon Night*）作為此次的安可歌曲。觀眾還在鼓掌召喚。我們出場吧！

當然，身為歌唱家，我的成功並不是一夜之間得來的。我靠的不只是聲音訓練，還有自我探索。我後來明白我當時的能量有多麼僵硬。在學校，我退縮了，我築起高牆，為的是保護自己。但是這麼做讓我的能量場不知不覺的緊繃。這個僵硬的狀態阻塞了我的核心，使我的能量遲鈍。怪不得沒人相信我可以成為一位很棒的歌唱家。

在內在工作的過程中，我瞭解到我必須先解除能量僵化的狀態，打開我的感覺和我的脆弱，才能解放我真正的聲音與才華。

經過多年的尋找，我終於遇到對的老師，他們不但信任我對唱歌的渴望，也懂得釋放緊繃能量的工具。我花了很多年的努力，才能在能量上、心理上和生理上解放我真正的聲音。

而一旦如此，我獲得的是一個嶄新的生活。今天，我是個成功的歌唱家、聲音教練和能量治療師。我支持別人開展他們真正的自己，讓他們的能量流動，讓他們的聲音從核心深處發出來，更自然的表達自己。

打開更深層的自己

如果你覺得能量是僵硬、緊縮和隱藏的，這表示你的能量是不健康的退縮。你被囚禁在這種不健康的能量裡了。

以下的練習可以打開這種僵硬和緊縮的能量狀態。這個練習帶給你內在生命空間，讓它可以擴展和呼吸。這不是速成法。每次你做這個練習，你的能量就會打開一點點。久而久之，你就會看到驚人的成效。

練習 9.1：融化不健康的內在能量狀態

（一）準備

1. 感受緊縮

把你的覺察帶到你覺得緊縮的地方。那可能是你覺得身體裡麻木或僵硬的部位。你也許覺得自己像是被禁錮在緊繃的能量場裡。專注地感受你的身體或能量場裡的這種感覺。

（二）核心練習

2. 融化緊縮的地方

深呼吸數次，將氣吸入這個緊繃的
地方。觀想你看到你的呼吸融化
了這個僵硬的部位。你感覺打結
或麻木的地方越來越柔軟，僵
硬的地方越來越放鬆。

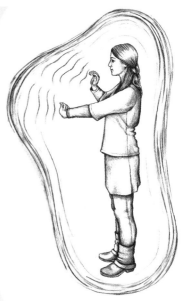

3. 用雙手擴展收縮的能量
  ‧ 持續呼吸，把手放在身體
    感覺緊繃的部位。
  ‧ 觀想你的手碰觸到這個深
    層的地方，然後慢慢地往外
    移動雙手，開啟這個部位的
    能量場。感覺它就像個細緻的
    能量織布，你溫柔地用手指把它
    延展開來。

將收縮的能量向外打開

  ‧ 觀想你的核心通道越來越柔和，而且在
    擴展。你注意到你的呼吸變得更容易而且也更
    深。你的能量場變得更寬廣、更充滿能量。

（三）完成
4. 感受自由
感覺自己又有足夠的空間，感受到存在的自由。

快速參考要點：
1. 感受緊縮
2. 融化緊縮的地方

3. 用雙手擴展收縮的能量
4. 感受自由

> 打開「不健康的內在能量」也會打開你的脆弱。你內心深處的感覺可能會浮現：隱藏了許久，有時甚至多年的淚水；那些讓你顫抖的恐懼，甚至未曾表達的憤怒，都可能開始在你體內振動。請勇敢體驗這些感覺。讓它們浮現。現在這裡是很安全的空間。脆弱很接近我們的本質，而開啟內心是你可以送給自己的最珍貴禮物。

打開「不健康的內在能量」是回到真實自我的重要步驟。一個很有效的方法是「能量塑形」（energy modeling），它可以幫助你「看到」能量場裡的能量形態與結構。

練習 9.2：用能量塑形打開不健康的內在能量

1. 第一步：診斷
   - **掃描：找出哪裡過度往內**
     用雙手慢慢在你的能量場移動，掃瞄能量——上、下、前、後和側面。有時候你可能會想慢下來或停下來，或者你的手會感覺有些不同，譬如更緊或冷或熱或…？

   - **相信你的直覺**
     傾聽你的手和身體的感覺，還有你心裡忽然冒出

來的想法。不要篩選，不要忽視，保持開放的心。

·找到正確的地方

你在某處會覺得：「就是這裡」，就是這裡有太多能量積蓄在內。如果不只一個地方，選出感覺最強的一處。

2. 第二步：能量塑形

·找出能量的「形狀」

我們將用你的手來雕塑或塑形那裡的能量結構。把手放在這個失去平衡的位置。你會開始感覺到各種不同的性質，例如：塌陷、打結、冰冷、麻木、像石頭般沈重、空虛、呆滯、帶刺或是尖銳。

試著用直覺四處移動你的手和手指。在某個時候，手的某個特定動作或位置會讓你覺得「對，就是這樣」，就像你找到了能量的形態或流動。

3. 第三步：打開「不健康的內在能量」

·運用雙手和呼吸

把手停留在能量塑形時找到的位置。深深的吸氣和吐氣，讓這裡重新充電。這裡的感覺會開始改變。現在，慢慢改變手的姿勢，成為比較開放、感覺較健康的位置。想像能量以這個較為健康的方式開啟和流動。

- **整個打開**

  持續做這個打開能量的過程，讓它擴展到身體的其他地方。想像你的呼吸是明亮的光，慢慢地溶解你系統中的「結」。信任你的身體。如果你需要搖一搖或擺動身體，就讓自己這麼做。

- **勇敢打開你的深層自我**

  專注在核心裡的那個更深層自我。讓你的本質能量跟隨手的動作。勇敢地擴展。持續移動你的手和手臂，直到你的深層自我完全打開。保持在這個完全開啟的狀態一會兒，這是擴展和打開的你。

快速參考要點：

1. 第一步：診斷
   - 掃描：找出哪裡過度往內
   - 相信你的直覺
   - 找到正確的地方
2. 第二步：能量塑形
   - 找出能量的「形狀」
3. 第三步：打開「不健康的內在能量」
   - 運用雙手和呼吸
   - 整個打開
   - 勇敢打開你的深層自我

● **詞彙定義**：能量塑形
能量塑形協助你認出讓你失去平衡的能量的流動、形態和結構。

健康的內在能量 —— 本質和往內的旅程

直到目前，我們談過了能量如何進入，以及你如何保持能量場裡的能量。「內在」這個字也可以指你的內在世界，它與在你周遭的外在世界是分開的。

發掘自我的內在旅程最棒的地方就是當你學著往內進入。我們的內在有著一層又一層，源源不絕的感受、思緒和意識。我們鼓勵你往內在走。

唐納文（Donovan）有一首美麗的歌，完美的描述了這個過程：

> 有一個巨大的海洋，祂在我們之內流動。
> 我們每天快樂地跳進海洋，祂知道誰在其中徜徉。
> 這是天使的住所，神秘的應許之地，
> 這僅有的天堂，只消一閉眼就能看到。

卡比爾：

當我還是青少年的時候，我經驗到典型青春期的焦躁不安和情緒起伏、對社會、父母、學校及威權人士的不滿和憤怒，以及對自己的批判與認同危機。就像諸多青少年一樣，我心想：「如果我屬於那個最受大家歡迎的團體，有輛好車，得到那個女孩的特別注意，那我就會快樂了。」當然，我也有快樂的時刻，有那麼些時候，我好像在世界的頂端，但是馬上就又掉落到漩渦裡。

有一次黑暗的時刻，我又在反思和質疑一切，我想到某次快樂的時光。有那麼一下子，我好像又重新回到那個時刻，感受到當時的開心。我的內在亮起了光，我體會到，如果我可以經由回憶重獲快樂，那麼快樂就是住在我腦袋某處的感覺，無論外在世界發生什麼事，它都可以被找到。就好像我有一個心理上的快樂按鈕，只要按這個按鈕，我就可以得到快樂。

隨著這個見解逐漸發展，我瞭解到，我所期待會帶來快樂的外在事物其實是朝生暮死、不斷變換的。我的車剛買的時候很好，但會有故障的時候。上週還在的朋友，這週就不在了。有些人擁有我沒有的東西，我以為他們是快樂的，但當仔細觀察就會發現，他們和我一樣，也有同樣的失望，同樣的人生起伏。

快樂是一種心態，和外在事物無關

我明白了快樂是一種心態，和外在事物無關，而且我隨時可以找到它。快樂住在我的心裡，獨立於外在的世界。它和我擁有什麼、我認識誰、我有多少錢或我有多成功都無關。真正有關的，是我如何到達內在的快樂之地。

這個領會讓我開始了漫長的內在之旅。我急切想要瞭解，為什麼有時候我找得到那個按鈕，有時候卻找不到。我想要找到那些遮蔽住內在陽光，那些烏雲般的思想和感受的源頭。我發現，我帶著許多從小累積的感覺，而這些感覺阻塞了我的內在。但同時，我也不斷感受到快樂的不同層面、更多的喜悅時光和更多深刻的領悟。

我開始瞭解我們的內在有多麼豐富。我們的身體和心靈裡有無數的寶藏；智慧、喜悅、創意、愛和許多許多。我們只是需要學習如何接通與運用。

我瞭解到，我們的五種感官——視覺、觸覺、嗅覺、聽覺、味覺 —— 都是專注於外在世界。透過這些感官不斷湧進的訊息也讓我們一直把焦點放在外面。我知道還有一種沒有提到的感官，我們稱為「內在感官」（inner sense），這個感官讓我們能夠往內探索。

● **詞彙定義：內在感官**
內在感官讓我們能接收和感受我們的內在世界。

隨著內在感官的開啟，內在世界開始顯露，生命的深層寶藏也一層層地揭露。你會發現你所尋找的快樂就在你的心裡。你的喜悅跟外在世界所發生的事情無關。你開始發現自己的本質，你的核心，那個形成獨特的你，那個在你中心的金色存有。

第二部分
橫向
行動的層面：進和出

（二）出

10.
創造者──你的創造力
創造的力量

你希望自己更有效率嗎？你希望你的人生更有影響力嗎？你希望自己的人際關係更令人滿意嗎？那麼你就已經準備好要進行下一步了：學習控制你送出去的能量。如果向外的能量有好的流動，你的人生也會運作良好。

我們通常認為表達自己的方式就是透過語言或行動。但是你知道有強大的能量從你的能量場流出去嗎？你的能量場正送出各種各樣的訊息。這些外流的能量以各種方式影響你四周的世界。

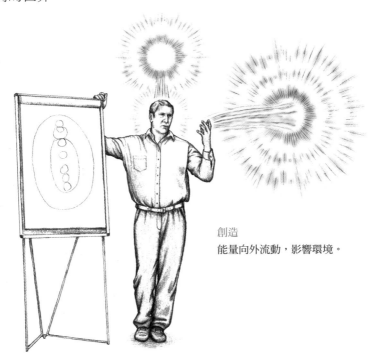

創造
能量向外流動，影響環境。

能量原則十一：

我們是強大的能量發射器

任何時刻，我們都從我們的能量場散發出強有力的能量。

你送出去的能量創造了：
・自我表達
・活力
・連結
・創造力
・行動
・影響
・結果

每個人都透過他所送出去的能量影響環境。我們稱此為「創造」。

● **詞彙定義：**創造
我們經由送出去的能量形成和塑造環境的能力。

有時只在我們回想的時候，才會清楚看到檯面下能量創造的運作。在事情發生的當下，我們因情緒過於投入而無法保持客觀。

卡比爾：

　　我在一場會議的時候，心裡對某位團隊成員不太高興。會議後的一週，我遇到他，沒多久我們就開始爭吵。我後來反省到底發生了什麼事。我發現，我們的爭吵看起來像是跟今天發生的某件事有關，其實不然。這個爭吵是因為我從上次會議後就帶在身上的未解決的憤怒。

　　雖然我說的話裡沒有明顯的憤怒，但憤怒的能量確實在我的能量場，而且微妙地流露。他受了傷而且感到害怕，因此變得很自我保護和有攻擊性。雖然我當時沒有察覺，但是是我的能量攻擊了我的同事而產生爭執。

有意識和無意識的創造

我們稱以上的經驗為無意識的創造。雖然卡比爾沒有覺察到他在做什麼，他確實創造了一場爭執。

無意識的創造指的是你沒有察覺到你所送出的能量和那些能量造成的影響。

● 詞彙定義：無意識的創造
你沒有察覺到你所送出的能量，也沒有覺察到你的能量所產生的影響。

你的生活中有多少事情是因為你無意識所發送的能量而造成的？你一定曾經有過某些爭執、衝突或是與人相處時的困擾經驗，到了後來你才明白是因為內心的情緒、心態或能量影響了你的言語或行動，因此造成紛爭。

強勢推銷想法

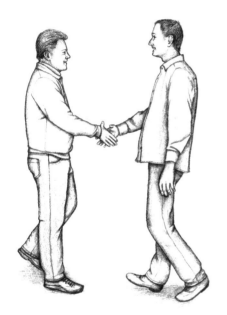

攻擊性
的競爭

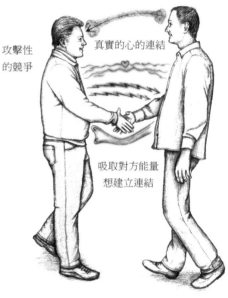

真實的心的連結

吸取對方能量
想建立連結

無意識的創造
你認為你在溫暖的打招呼⋯

無意識的創造
⋯但下意識地，你是在送出別的能量

● 詞彙定義：有意識的創造
你覺察到自己攜帶與送出的能量，而且能夠有技巧的使用。

有意識的創造就是你覺察到自己的能量，並且刻意地運用它來影響四周的世界。有意識的創造技巧會與時俱增，一旦你開始運用能量覺察和有意識的創造，你的創造技巧會越來越得心應手。

我們是不斷學習創造的創造者。隨著我們的創造，我們也在學習。因為我們學習，我們就會更有技巧的創造。我們因此進入一個正面循環，不斷的創造、學習和提升技巧。

「我們是不斷學習創造的創造者。」

能量創造

現在讓我們將創造的觀念用在能量技巧的練習。

在心裡想一個你想給他建議的人。無所謂是什麼樣的建議，無論大小事皆可。我確定你可以想到某個你可以給意見的人。為了示範，我們舉一個比較淺顯的例子：「你應該買一輛新車。」

讓我們運用創造的觀念——你不但是用語言本身溝通，也是在用能量溝通。為了加強學習效果，我們說同樣的話時，要用到手的動作。在現實生活中，我們通常不會真的用這些手部動作，但在能量上卻是如此。因此，練習的時候，把手的動作也加進去，能量的流動才會更清楚。

你可以自己一個人練習，但如果能找人一起練習會更好。

練習 10.1：檢視創造的能量

1. 如圖，手伸直放在身體前方，手掌向上。邊說：「你
   應該買輛新車。」邊把手慢慢往前移動。注意這個
   動作帶給你的感覺。

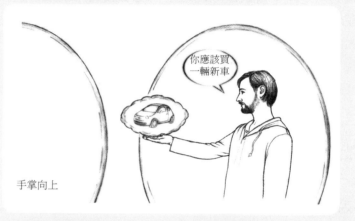

手掌向上

2. 現在，手同樣放在胸前，但這次手掌朝外。一面說：
   「你應該買一輛新車。」一面把手慢慢地往前移動。

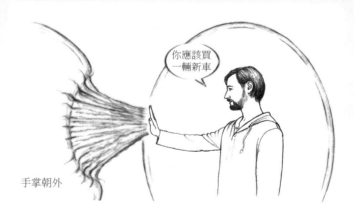

手掌朝外

3. 最後，右手握拳，舉到耳朵邊，像是握著槌頭的樣子。現在一面說：「你應該買一輛新車。」一面把槌頭敲下去。

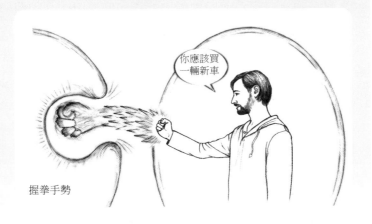

握拳手勢

注意到這三者間的感覺有什麼不同嗎？

很大的不同！

第一個的手掌向上，能量是溫和的。表示這是個提議。

第二個的手掌朝外，把這個想法推向對方。第三個握拳將買車的想法打進他們的腦海。

每次我們對別人表達自己時，我們都是在送出能量，就類似以上的方式，而對方會根據你的能量作出反應。

練習 10.2：觀察正在進行的創造

我們建議你今天和人互動時做一些實驗。當你在表達
自己，注意自己是怎麼做的。能量如何流出去？如何
影響別人的能量場？也注意他們的能量是如何外流，
如何影響你。

負起責任——轉變觀點會有深遠的影響

現在你已覺察到自己的創造，讓我們進入下一步：負起責
任。這指的是對我們自己創造出來的東西負責或「承認」的
態度。

● **詞彙定義**：負起責任（以能量創造者的身份）
　指的是對我們自己創造出來的東西負責或「承認能量
　所有權」的態度。

這個觀點上的轉變非常簡單。雖然簡單，卻能深遠地改變你
的人生。「我創造人生裡發生的一切。」雖然已有許多類
似的說法或告誡，而且有些有討論的空間，但為了練習的目
的，讓我們先暫且把這句話當做事實。

把這句話運用在一切——你的情緒、你的人際關係、他人的行為、你的健康、你的經濟和人生狀況。即使有一部份的你在說：「我沒有創造這個。很明顯，這件事和我一點關係也沒有。」但現在先問問自己：「我是如何創造出這個情況的？」

練習 10.3：為自己的創造負起責任

接下來的幾天，觀察你和別人之間的所有互動，尤其是不理想的互動，檢視自己的創造。為自己這部分的創造負起責任來。

舉個例。之前提到卡比爾為了前一次的會議在生氣，如果他對同事說：「我剛剛才意會到，我是在對上星期開會的情況不高興，而我的憤怒表現出來，不知不覺攻擊了你。」這就是對能量的主權負起責任。

不同層次的能量

如果你上班遲到了，你向老闆打招呼的方式跟你和一週沒見的情人在機場說「哈囉」的方式會很不同。打招呼有很多層次，不只是打個招呼而已。

如果你工作遲到了，你和老闆說「哈囉」的方式可能也是同時在說：「對不起，我遲到了。請原諒我，不要因此辭

退我。」或甚至是在說：「你不擁有我。我想怎樣就怎樣。我是在告訴你誰才是真正的老闆。」

跟你愛的人打招呼的方式可能在說：「我愛你。」也可能在說：「我想你。」或者是：「你還愛我嗎？你還要我嗎？」

隱藏的能量往往有很多層面，每一層都對別人的能量場造成影響。當你越來越能覺察到能量，你就會意識到各個情況裡不同的能量層次。

能量的層次

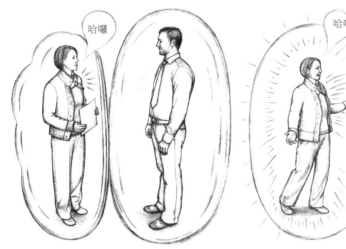

對老闆說哈囉
雖然是同樣的字，你跟老闆說
哈囉時的能量⋯

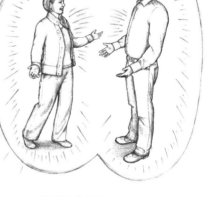

對愛的人說哈囉
⋯和你對情人說哈囉時
的能量大為不同

能量原則十二：

每一層的人類能量場都能創造

每層能量都有它的創造，並且對情況有特定影響。

這個任務並不容易。自古的神秘主義者和靈性導師說的道理都是「認識自己」。當你越來越認識自己，你會越知道自己更多的層次與部分。有些層次很美，有些則令人困擾。

我們但願現在就能夠清楚的告訴你如何認識自己，並且覺察到你內在的許多層次，但在現實中，這是一輩子的過程，需要深沈的自省，也涉及內心的交戰。這個過程不容易，因為許多東西都埋在潛意識裡，而有些被羞恥、恐懼等情緒包圍，使得我們的心靈抗拒去觸碰和揭露它們。如果你想進一步走入內心深層，探索自我，那麼，我們會建議你開始嚴肅認真地進行內在工作，也就是我們稱為的「踏上旅程」。

我們在此可以做的是讓你對能量有所瞭解，並且練習更有效地引導能量，幫助你使用能量達到你想要的影響。

11.
造成影響的藝術
造成影響

想像米開朗基羅在雕刻他的大理石傑作大衛像。他有榔頭和鑿子，他把鑿子放在大理石某處，舉起榔頭，用剛剛好的力道敲擊，敲下了他想敲下的部份，不多也不少。

現在想像一個初學雕刻的學生，第一次嘗試大理石作品。首先，他們鑿子放的位置就不一定正確。第一次敲打帶著嘗試的心理，榔頭雖敲在鑿子上，卻缺乏力道和信心。大理石沒什麼動靜，他們使力的方式沒有效果。

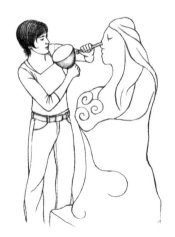

造成影響
就像雕刻家用鑿子在大理石上造成影響一樣，我們經由能量在我們的四周造成影響。

當發現敲擊的力道太小，他們再度舉起榔頭，這次很用力，一大塊石頭脫落，但整個大理石也出現了裂縫。這也不是他們要的結果。

這就是我們使用能量的方式——不是送太少，就是送太多能量出去。而且「鑿子的位置」——我們送能量去的地方——也不理想。因此通常不會得到想要的結果。

能量的藝術就在於學習如何以有效的方式送出能量，創造正確的影響：

‧送出正確力道的能量

‧把能量送到正確的地方

● **詞彙定義：**造成影響
我們送出去的能量對周遭世界的影響。

創造正確的影響——得到你要的效果

你送出能量有個原因；你想要完成某事。我們做的一切都來自某個慾望和心裡想要達成的結果。

讓我們舉幾個例子。

你向某人說：「早安！」你的目的是跟他打招呼，表示你知道他在場。你送出去的是一股真誠溫暖的能量。

你跟你的配偶說：「你到商店的時候，可不可以買一些麵包？」你的目的是創造某個特定的行為。你不只在送出資訊，你也送出要對方做某件事的意志（will）的能量。

你在會議裡說：「我認為第一個計劃比第二個計劃好。」你的目的是說服別人採用第一個計劃。你除了送出帶有想法的心智能量之外，也在送出意志的能量來說服別人接受你的觀點。

在上述平日生活常發生的情境裡，我們都是在往外送出會影響別人能量場的能量流。根據我們送出能量的方式，我們得到的反應也會不同。人與人之間大部份的摩擦就是因為我們在無意識和缺乏技巧下所造成的能量影響，創造出我們不想要的反應。

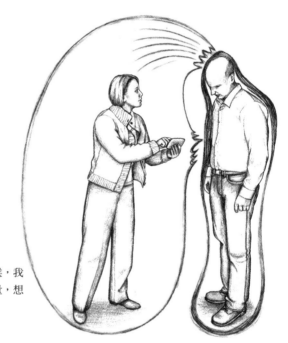

詢問和意志
每當我們要求別人做某件事的時候，我們都是在送出一股「意志」的能量，想要別人照我們的要求去做。

送出剛剛好的能量

我們與人的每次互動都送出特定的能量。為了有效達到你要的結果，你送出去的能量必須恰到好處。能量太多或太少都無法創造最佳效果。

練習 11.1：能量球——找到正確的力道

（一）準備

- 如果你有練習夥伴，請他站在你面前，離你大約六呎遠。或是用張椅子替代。
- 舉起慣用的手（左或右都可），手掌向上。觀想有個能量球在手上。

（二）核心練習

想像以下各個情境：

1. 你和一個小孩在一起學習新事物

- 你大聲說：「不，不要按。」你說話的口氣就像是這個孩子剛開始學電腦，正要按下一個錯誤的鍵。
- 現在，想像在你說話的同時，你也把手上的能量球丟給那個孩子。丟的力道跟說話的力道一致。
- 你是溫柔的投還是用力的丟呢？丟球的力道顯示的是你剛剛往外送的能量的力道。

2. 你和一個將要犯錯的人在一起

- 接著，想像某人正要不小心地刪除一個檔案，你為了這個檔案努力了一整個星期，你對那人大聲說：「不，不要按。」
- 現在，再說一次。這次同時把手上的能量球丟向那個即將要刪除重要檔案的人。
- 你是怎麼丟那個能量球的？

3. 對方即將發生有生命危險的意外
　　‧現在，你是在跟某個即將踩到裂掉的木板而掉下樓的人說：「不，不要踩。」
　　‧這次說話的同時，也丟出能量球。
　　‧你是怎麼丟的？是輕輕的，還是用盡全力？

你每次說話所送出去的能量力道都不同。第一個情況較和緩，你溫和地送出少許能量。第二次的情況較緊急，你送出的能量也會比較強。第三次是非常緊急、生死交關。你盡全力送出最強大的能量。

4. 正確或錯誤的能量強度
　　‧試用對方生命受到威脅時的口氣對正在學電腦的孩子說話。感受一下能量的不同。
　　‧現在嘗試用跟在電腦前的孩子的溫柔口氣對即將跌下樓的人說話。

你一定可以感覺到，在這兩種情況，能量的使用都不對。但你可能不知道，你經常在各種不同的情況使用不正確的能量力道，因此得到你不想要的結果。

練習 11.2：適當或不適當的能量強度

讓我們應用在實際的生活：

- 想一個你希望他幫你做件事的人。可以是你生活裡的任何人。我們假設你在想你的另一半，你希望他今天出門的時候幫你做一件事。
- 想一想你要對他說的話，想像你說話時要同時丟出去的能量球。現在，說那句話，也把球丟出去。
- 你是怎麼丟的？溫和還是用力？對這個情形是適當還是不適當的力道？

把能量送到正確的地方

練習 11.3：把能量送到正確的地方

第一部分：正如你可以用適當或不適當的力道丟出能量球，你也可以把球丟到正確或不正確的地方。以下例子示範了何謂正確或不正確的地方。

1. 漂亮的拋物線
手上拿著能量球。現在，你把球丟給對方，你丟的力道很好，球直接到達他們的手上。他們幾乎不用移動身體就可以接到。

2. 落點太近

現在，丟球時不要用足夠的能量，讓球沒什麼力道，無法到達對方所在。

3. 複雜的動作

現在，丟球前先做一些複雜的動作，有點像棒球投手那樣，但是更花俏複雜。你的手忽上忽下，對方完全被困惑了。

4. 用力

最後，想像自己用很強的力道，直接朝對方丟去，像是要把他打倒似的。

四種丟球的方式

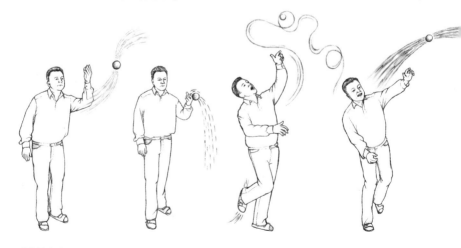

丟球的力道不足　　溫和的拋物線　　用複雜的方式丟　　丟得太用力

第二部分：現在我們加一些話進去。如果想不出要說什麼，試試：「你今天出去的時候，可不可以把我的電腦送去修理？」

1. 漂亮的拋物線
用最適當的方式說這句話並丟出能量球。

2. 落點太近
說得很小聲，像是在試探似的。你用很小的力道丟球，球根本沒有到對方那裡。

3. 複雜的動作
用迂迴、不直接的方式說。你說：「呃，或許你今天出去的時候，如果你不在意的話，我在想說⋯你或許可以順便去店裡⋯」你是在用複雜迂迴的方式丟球。

4. 非常用力
用命令而強勢的口氣說，「你今天出去的時候，把我的電腦送去修理。」你不是在請求，你是在命令。你是在用力丟球，好像你要用球打昏他們似的。

現在你知道送出能量時要注意的正確力道和正確方向了，你可以用這兩個要點來評估自己在任何情況下所造成的影響。

練習 11.4：你如何給指令

回想你在過去幾天給某人的指令：

1. 能量的力道如何？
   · 你送出去的能量力道適當嗎？
   · 還是太少？太多？

2. 你的能量去了哪裡？
   · 到了對方的能量場邊緣？
   · 進入了他們的能量場而侵擾了他們？
   · 能量是直接還是曲折迂迴？
   · 是否力道不足而沒有到達對方？
   · 或者能量到達了對方，你卻又收了回來，就像你
     把能量球上的繩子拉了回來 ？

提供想法vs.強迫

把能量送到對方能量場的邊緣

我們往外送出的能量很有力量。我們和人產生的許多摩擦
都是因為我們不知不覺地侵犯了他們，因為我們送出去的
能量太強，或是侵入了他們的能量界限。你可能心裡是憤
怒／想要控制／情緒化／想分享或關心對方的，或是你有強
烈的意見想讓對方知道。在這個過程中，你很可能會侵犯
到對方。無論如何，一旦有了覺察，你就會學到將能量適

度地送出。你不會傾倒能量垃圾在對方身上或是侵犯他們的能量場，你會尊重他們的空間並正確管理自己的能量。

這就是以能量「有意識溝通」的模式，也是和別人建立關係的珍貴技巧。假設某人在說他想做某件事，你的立即反應是對他說：「不要做。」因為你有很多很好的原因，但你沒這麼說，你把衝動保留在自己的能量界限裡。你沒有強制地把自己一時的念頭侵入他們的能量場，而是以提供與建議的形式，放到他們能量場的邊緣。

可能你是這麼說的：「你剛剛說的時候，我的最初反應是『不要做』，但是我沒說出口。不過我想跟你分享一下我的考量。我雖然有這些考量，也覺得該跟你分享，但我相信你能做出對自己最好的決定。我不想強迫你。」

這是口語表達的部分。這些話反映了較深層的能量動力。你有所顧慮。很好。我們往往都會對別人說的話或做的事有反應，但你現在尊重他們的空間並提供你的想法。你不是逼迫他們接受你的想法（侵犯他們的能量場），而是提供意見（你的能量只到他們能量場的邊緣）。

讓我們來試試以下的練習。

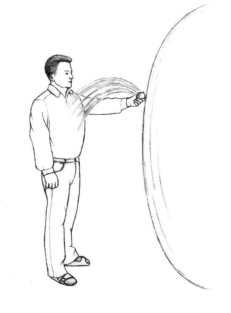

提供某個東西到對方能量場的邊緣

練習 11.5：提供與強迫——
將能量送到對方能量場的邊緣

（一）準備

設想一個情況，你在其中有你的目的，但溝通不如你的預期。或許你跟對方之間有摩擦，或是對方在抗拒，也或者你的情緒是失望、憤怒、受挫或不開心的。也許你想從對方那裡得到什麼，或是你給了一個命令，也或者你只是想提供意見或傳遞訊息。這個情況可以是跟任何人——家人、同事，甚至陌生人。請想一個你希望改善溝通的情況。

（二）診斷

觀想你試圖傳遞的訊息，想像那個訊息是具體的物質。拿一張紙，捏成一團，代表那個物質。你會如何給對方？它是如何進入他們的能量場？

・你是用丟的嗎？
・強迫對方接受？
・你很生氣的向他們丟過去？
・你很害怕地丟在他們前面的地板上？
・丟的方式如何影響溝通？

（三）試著以提供建議的心態，而非強迫對方接受

讓我們試試新作法。這次將紙團溫和地送到對方能量場的邊緣。讓他們選擇接受與否。要小心不要侵犯到他們的能量場。

> **（四）完成：真實生活的挑戰**
> 現在你練習過了，我們要請你在今天應用在生活裡。
> 如果你要跟某人分享什麼，看看自己是否可以有覺知
> 的這麼做。

人際關係的天堂與地獄

能量不適當的流出是重要的議題。因為這樣的能量很容易
就侵犯到別人，引發他們的反應。這樣的能量會是不明確、
令人困惑、不直接或是缺乏力量，因此你得不到你要的結
果。

我們經常會不自覺地錯誤使用能量在別人身上，而對方也
同樣用不正確的能量方式對待我們。我們因不斷侵犯彼此
的能量場而痛苦。

就人際關係而言，是不是正確送出能量以及如何連結他人
能量場之間的差別就有如天堂和地獄，而就結果來說，則
是有效和無效。

如果我們不侵犯彼此，那麼關係會是如何？關係將呈現全
新的面向，我們稱為有意識的關係。這樣的關係是奠基於
尊重彼此的能量場，因此創造出你所能想像的最令人滿足
和建設性的人際關係。

有意識的關係，創造人際關係的天堂

為什麼呢？讓我們回到你想要對方為你做事的例子。我們談到提供建議和強迫接受的不同。你可以用意志強迫他們，你也可以只是在他們的能量場邊緣提供意見。提供意見是尊重他們的空間、自由意志和選擇。當你侵犯別人的界限時，你通常得到的是抗拒、反抗、暗地裡破壞或怨恨的反應。當你尊重對方，你不會有這些負面回應。當你和人們的關係是建立在尊重上時，對方甚至會更願意為你做事，因為他們是被請求，而不是被命令。

從中心送出能量

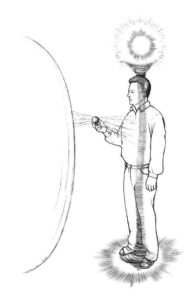

從中心送出能量

對能量平衡來說，居於中心是很重要的主題。我們會一再提到，每一次多說一些，以便幫助你更穩固的居於中心。本書的每一章都會探索能量流動的獨特面向，以加強你對能量平衡的體驗。

對於保持中心或平衡，往外的能量流是重要關鍵。當我們處於我們的中心時，我們就能用平衡的方式送出能量，其結果會非常驚人。

然而問題通常是跟外流能量的特性有關。往外的能量會把我們拉出自己的

中心，帶往能量送出的方向。除非我們學會了行動的同時也保持居於中心，不然往外的能量就會把我們帶離中心。

這就是之前瑞塔瑪分享的跳舞故事的要義——她的能量太往前了。我們需要學習的技巧就是找到中心，從中心對外擴展能量，然後再回到中心。

行動時居於中心

在一次會議時，有位同事正在提出她的想法。她在快說到重點時，變得越來越熱情，她在表達時，她所擴展的能量也越來越朝我們過來。她不但送出能量給我們，她的能量體也往前擴展，把她自己拉出了中心。會議中的其他人開始感到不自在，在位子上動來動去的，而且對她越來越沒有反應。她脫離能量中心的結果就是把所有的人也脫離了中心。

在行動中保持中心有兩個要點。第一是在行動時仍維持內心的平衡。第二是能量擴展出去後，要再把能量帶回來。

我們在第四章已經談過如何保持居於中心。你連結自己的中心，然後，一隻眼睛注意中心，一隻眼睛注意自己的行動。你專注於對外行動的同時，也與內在保持連結。

接著，你往前擴展能量、釋放能量，然後把能量帶回來。你練習得越多，越能找到居於中心、擴展、釋放和收回能量的正確節奏。

練習 11.6：回到中心

想像自己在一個會議裡對大家說話。

1. 充電
在核心通道充電。

2. 擴展
把這個充滿活力的能量擴展到整個能量場。

3. 讓能量出去
將能量向別人擴展出去，要留意產生的影響。

4. 放手
讓能量自己流動。你不需要跟那個能量保持連結了。
信任自己，你已經使能量開始流動。

5. 回到中心
留意送出去的能量以及造成的影響的同時，讓注意力
再次回到自己的內在，回到你的中心。

6. 居於中心
把氣吸入中心。把你的能量帶回你的中心。

快速參考要點：
1. 充電
2. 擴展

3. 讓能量出去
4. 放手
5. 回到中心
6. 居於中心

想像網球選手在打網球。他不會在用力揮球之後，還繼續把球拍保持在揮球的位置。他會揮拍，收回球拍，再度揮拍，再度收回球拍。

任何時候，你往外送出能量時，也要有同樣的送出和收回的循環。在某些情況，你可以只擴展能量一次，造成一次影響。例如你對某人說：「請不要把髒碗盤留在水槽，請把它們放進洗碗機裡。」你可以只說一次，然後釋放能量，回到自己。

假設你在跟對方表達一個概念，這個概念包括很多部分。我們常常會一直說一直說，我們的能量也越來越遠離中心。結果可能就是對方不再聽了、他們避開或有所反應。而你可能會更加賣力地說，更想要控制，甚至變得有攻擊性地散發能量。

然而，你也可以這麼做。想像你的溝通和想法有許多部分。每一個部分都需要用正確的方式送出去，造成影響，然後放手，回到中心。你充電，然後送出另一個部分。就像網球選手，你打了一個球，重新調整自己，然後打下一個球。你居於中心，從中心擴展出去，然後再回到中心。

12.
能量侵犯

能量侵犯

你現在開始瞭解到，我們經常無意識地使用能量。而且不僅無意識，當我們使用能量時，我們也沒有保持在自己的中心。結果就是我們常用能量相互侵犯。我們侵入他人的界限、**轟擊他們**、控制、操控、給他們不想要的能量、吸取他們的能量。這真不是個好現象。

請記得，我們不是在說身體本身的侵犯。我們說的是從你的能量場出去，未經別人同意而侵犯他們界限，進入別人能量場的能量。因為能量是物質，這些侵犯和身體本身的侵犯都同樣是真實的。

第七章已經談過能量侵犯，讓我們先回憶一下，然後更進一步的瞭解能量侵犯是怎麼一回事。

● **詞彙定義：**能量侵犯
在你不樂意的情況下進入你的能量場的任何能量都可以被視為能量侵犯。

我們經常認為自己被侵犯，那我們自己呢？是否也侵犯別人？一部分的你可能說：「我才不會，我不侵犯別人。我很有愛心，我是善良、慷慨和體貼的。」是的，我們相信你是如此。但我們也相信，即使在你最有愛心的時候，你

的能量在不知不覺中也經常以有力的方式侵犯到別人。

能量侵犯是一個大議題。它在人與人之間一直發生。它是人際間產生摩擦的主因，也是受傷與憤怒的最大原因。瞭解別人如何侵犯你，並且有能力應付這樣的能量侵擾，可以使你在人際關係上獲得心靈的平靜。覺察到自己是如何侵犯別人並學習不這麼做，不但是邁向成熟，也是擴展愛人能力的一大步。你也將因此更能創造出令人滿意的人際 / 情感關係。

我們在第七章講到能量界限，也講到如何停止自己的能量場被別人侵犯。讓我們現在來看看如何對別人的能量界線更為覺察，不再能量侵犯他人。

1. 侵略 / 攻擊性的侵犯

我們都知道對別人爆怒是明顯的能量侵犯，一種攻擊性的侵犯。但你知不知道，只要你對人感到生氣，即使沒有表達憤怒，你的能量還是可能會「打」到對方？你有沒有察覺當你煩躁或脾氣不好時，你的能量場也會送出刺，像仙人掌的刺一樣，而這些刺也進入了別人的能量場，侵犯了別人？

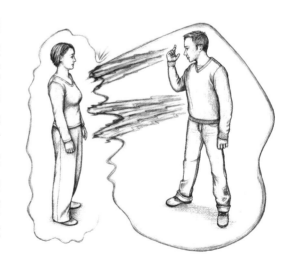

2. 意志的侵犯

意志的侵犯指的是你強制別人接受你的意志，把你的目標和意願強加在他人身上，逼促他們做某件事。雖然意志的侵犯通常是透過言語，但也可以不經由言語。我們可以送出強烈的意志能量，要某人做某件事，而完全不用開口說話。

以下是一些不同類型的意志侵犯。雖然彼此間有些重疊，我們還是分別列出，以強調其特性。

意願
「我們去店裡逛逛，他們今天有大減價。」

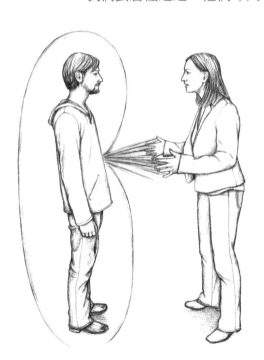

這句話聽起來像是單純的邀請。有時候也確實是。不過它也可以是強烈地侵犯，完全要看你是怎麼說的。

卡比爾：

我就曾經遇過這種強大的意志能量，幾乎讓我跌出椅子。對方不知不覺地用強大的熱情和強烈的意願「抓住」我。

意志的戰爭

想像一場拔河比賽，兩方把繩子拉向不同方向。舉個例，你們可能在會議中對某件事有強烈的不同意見，但你們沒有一起討論，檢視優缺點，而是雙方都試圖要對方同意自己的觀點，這使得情況充滿張力，因為強烈的意志能量拉來扯去，整個房間都會緊張起來。

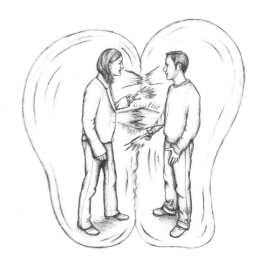

控制

控制的能量侵犯發生在當你試圖要控制對方的時候。雖然這通常是出於善意，但你的能量推擠對方的能量場，因為你想對方照你所想的行動。

你可能看過狗主人抓住狗的脖子，壓低牠的頭。這就是控制能量做的事。

雖然控制式的能量侵犯會使用明顯的強勢和威權音調，但通常實際上使用的聲音友善得多；因為你心裡是抱持善意，提供別人意見。德國人很懂這點。德文的「建議」叫做「ratschlag」。這是兩個字的複合字，「rat」表示「建議」，「schlag」表示「逼迫」。你用建議逼迫別人。

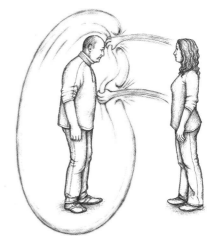

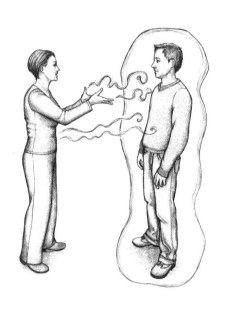

操縱

這種形式的侵犯比較微妙，不是那麼明顯。意圖往往隱藏在別的東西後面。

後座駕駛

「後座駕駛」是指喜歡指揮和干涉的人，這是屬於操縱的一種侵犯。通常是基於恐懼而以自己的意願去抓取別人的能量，試圖使他們做某些事。

當你開車的時候，曾經有人要你開慢一點嗎？他們可能沒說半句話，卻能用他們的恐懼迫使你照他們的想法去做。你自己曾經當過「後座駕駛」嗎？

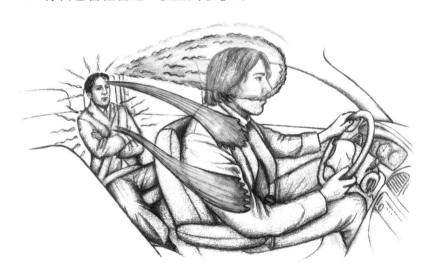

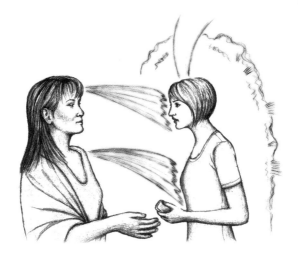

強勢

這類能量侵犯會貶低他人。侵犯者覺得自己的位階較高，
於是有權讓別人聽命於己。

3. 過量能量的侵犯

當能量太多就會有這類型態的侵犯。

過度的情緒

你可能旁邊曾坐過這樣的
人，他們充滿強烈的情
緒：快樂、哀傷或憤怒。
無論是什麼情緒，他們的
情緒火山影響了你。當人
很情緒化時，情緒就會波
及他人。有時也許只是在
分享愉快的經驗，但很容
易就變得太超過了。

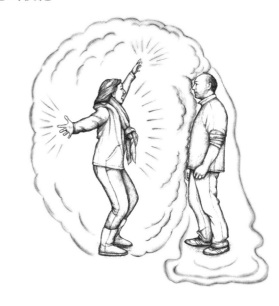

過多想法和思緒

你有沒有過這種經驗？
覺得被過多的思想能量
給淹沒？沒錯！思想就
是能量。思想的能量會
令人難以負荷。

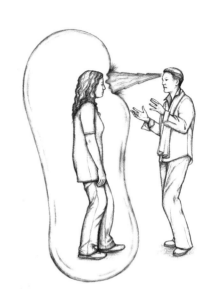

充電過度

一個人可以充滿了能量。他很可能非常有活力，也或許是
興奮、緊張不安、攻擊性強或急躁。這樣的人可能只是站
在你附近，沒有特別做什麼，但他們散發出來的強大能量，
還是可以讓你感到煩心，讓你覺得無來由地躁動不安。當
你帶有太多能量，它就會散發出去並影響別人。

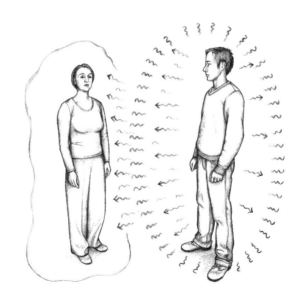

4. 關懷的侵犯

我們常常在親密關係中聽到一方對另一方說：「請不要再當我媽媽了。」你是否常看到父母在照顧孩子，但孩子卻抗拒的畫面？在這些情形，你想照顧某人，想要他們更好，想要給他們什麼，但你同時也很可能侵犯了他們的界限，你把關懷硬塞給他們。

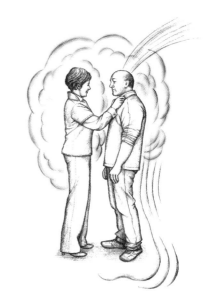

5. 愛的侵犯

我們秘書的女兒跟她說：「媽，請你一個月說一次你愛我就夠了。」我們的秘書太愛她女兒了，她的愛讓女兒受不了。

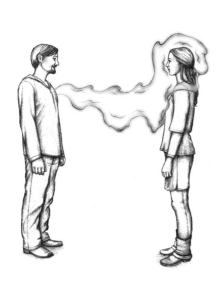

愛的侵犯導致關係中的許多痛苦。一個人過度愛另一個人，導致對方關閉起來、把他推開，或變得容易生氣發怒。愛的侵犯往往很複雜，因為除了「我們心中純淨的愛」之外，還會有其他能量夾雜其中，譬如貧乏、倚賴、依附、緊握不放或控制，這些能量汙染了愛並造成能量上的侵犯。

6. 吸取式侵犯──能量的吸血鬼

有種讓人不舒服的侵犯形式是當你試圖「吸取」對方能量的時候。這往往是在感覺貧乏，要向他人獲取注意或有任何形式的需要時發生。感覺貧乏的人從腹部的臍輪送出強大的能量索，將自己依附在對方的能量場，向他們獲取連結、安全感、親密感、保護或歸屬感。

吸取式的侵犯往往掩藏在其他事物後面。這類侵犯表面上看來會是給予的、關懷的、友善或愉快的。但被吸取能量的人會感到困惑，因為他們內心會有矛盾的情緒。一方面，他們可能覺得很有面子，你那麼想要他們在身邊，或想照顧他們。另一方面，他們跟你在一起時會感到一種奇怪的矛盾，因為通常和你相處後，他們會覺得很累，而當你離開時，他們會覺得輕鬆。

吸取式的能量侵犯經常在一般日常生活裡發生，身心患病時也會。比如說生病的人需要能量，他們會從身邊的人那裡吸取，譬如護士和醫生。許多護士和醫生的能量就因此受損。

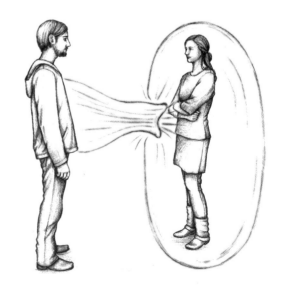

7. 經由能量共鳴控制對方

有種微妙但強大的侵犯形式會透過能量上的共鳴原則發生。
如果你對某事有很強烈的感受，你會往外散發這個能量。
這有點像音樂演奏的時候，背景裡有個很強的節奏，就算
不是很認真聽，都會開始不自覺地用腳打起拍子。經由共
鳴，一個人的能量被另一人接管。被接管的人在當下會像
是迷失一般。

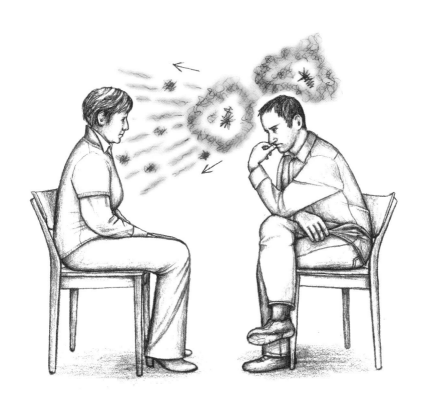

13.
活出本質的藝術
放手，成為完整的自我

在第十一章最後的練習裡，我們用到「放手」一詞。現在，想像有個人想從很高的懸崖跳進水裡。他爬上一條狹窄的小路，小心翼翼的靠近跳水的地點，然後就停止不前進了。恐懼占領了他，他現在雙手緊緊地抓著懸壁。旁邊的朋友喊道：「放手，很安全的，跳下來！」終於，懸崖上的人放開了緊抓的手，縱身跳入水裡，他的腎上腺素激增，感覺太棒了。

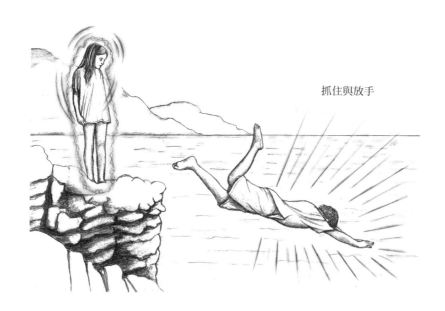

抓住與放手

這個例子強調的是放手的過程；放掉自己一直緊緊抓住的
東西。

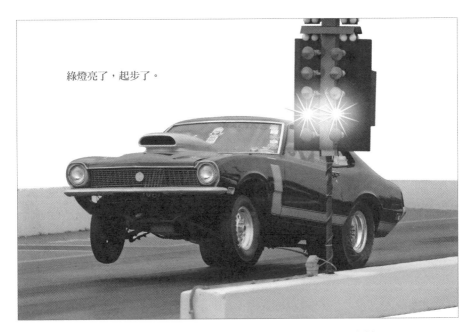

綠燈亮了，起步了。

我們還可以從另一個例子來看。想像賽車在起跑線後等候
燈號。駕駛發動車子引擎，等待紅燈轉為綠燈。倒數開始，
三、二、一⋯⋯綠燈了。他的一腳鬆開煞車，另一腳踩下
油門，車子往前衝了出去。這裡強調的是允許前行。

把「放手」想成是「允許自己往前」，一個往前的動作，
往前衝，允許前行。這跟先前放掉自己一直緊緊抓住東西
的例子是完全不同的感覺。

「完整」（totality）表示允許自己的能量全力往前衝

讓我們將此運用在能量的使用上。譬如,我們要告訴某人我們愛他(也可以用任何別的話取代。)假設你想告訴某人你愛他,有時這是世上最容易、最自然的事,有時卻十分困難,因為話就是說不出口,我們的能量就是不肯向前延伸。這時候就是有些東西在牽制,有東西不讓能量前進。

現在,回想我們的跑車畫面。假設駕駛的腳並沒有完全離開煞車踏板,另一隻腳也不是完全踩在油門。雖然車子有前行的動能,但是是被抑制和受限,動能無法完全施展。

這就是我們的能量經常處在的狀況。我們想展現能量,卻又自己在踩煞車。無論是告訴某人我們愛他,或是要求老闆加薪,或是表達一個我們熱衷的想法,我們都因為踩了煞車而破壞能量的流動。

以下的練習可以讓你學習如何放手,成為完整。

練習 13.1:允許放手,成為完整

1. 把手帶到胸前,大約在心臟的高度。手掌向內。
2. 現在,吸氣。吐氣時,手掌反轉,手臂往前推。
3. 看到能量往你的前面散發出去,像是毫無阻力,沒有任何妨礙。能量可以毫無困難的擴展到很遠。
4. 專注吐氣,讓自己放鬆。想像能量往外流動,而且流動得非常順暢。用你的內在之眼看到能量往前流動。

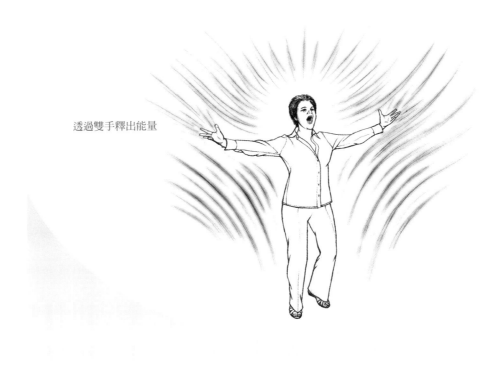

透過雙手釋出能量

允許能量前行和我們說的「完整」有關。「完整」表示給出你的一切。你一定有過這種經驗：做事時心不在焉。你就只是在做著動作，但你的心思並沒有完全在場。在這個過程中沒有什麼能量參與，甚至更糟的是，你邊做還邊抗拒、踩煞車。

現在想像一個你生命中覺得完整的時刻。也許你是正全力以赴的進行運動競賽。或許你是在電腦前全神貫注於手上的計劃。「完整」、「全然投入」可以發生在任何事上，這是一種「在場」的狀態；完整的能量、沒有保留地全力以赴，允許自己完全放手前進。

練習 13.2：檢視自己的生活

· 回顧今天和最近做的事。你有多完整？多處於當
　下？你有沒有全力以赴？你生活裡的某些領域可能
　會比其他領域來得完整。
· 現在想像你做每件事的時候都全然投入。既然要
　做，就好好的做。全然處於當下。這樣的態度會使
　生活有效率而且愉悅。

「完整」並不表示讓過多不適當的能量消耗自己。假設你在
一條很美的山間道路駕駛，你可以開得飛快，像是在賽車一
樣。這是「完全投入」。你也可以開得很輕鬆，但全神貫注。
你注意到路況，也享受著美景。你活在當下，與車子、道路
和環境合為一體。這也是完全，完整地投入。

所以，「完整」並不表示使用過多的能量，它是一種使用
恰當能量的存在狀態。

想像你在生活裡所做的一切都是完整的，每一個時刻都是
恰當的能量，每一個時刻你都全然活在當下並保持覺察。
如此一來，你就已掌握讓能量流動的藝術。

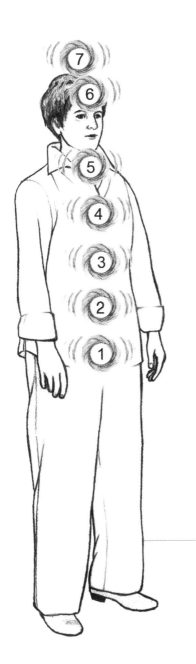

7. 頂輪
目標、意義、啟發、合一

6. 眉心輪
洞察力、理解、智力、
全方位思考、直覺

5. 喉輪
表達、創造、真相

4. 心輪
愛、慈悲、同理心、開放、
感恩、服務、慷慨

3. 太陽神經叢
認同、價值、力量、自我

2. 臍輪
連結、關懷、感官、溫暖、
玩耍、愉悅

1. 海底輪
富足、活力、紮根、顯化

本質的特性

我們的本質獨特且個人化，同時
又有共通性。我們的本質透過脈
輪綻放與開展。

活出你的本質，勇於做自己

我們對外散發的能量有非常深刻的意義，因為它呈現我們的本質，靈魂的本質。

本質指的是什麼？

有一個最基本的你，你的存在，你最根本的部分。這個部分就是原有的樣子。沒有人能拿走，沒有人能改變——它一直就是那樣。

當你碰觸到本質時，那會是你最喜悅的經驗之一。懷疑和不安全感都消失了。腦子裡的雜音消失了。你從人格和能量場的紛亂外層進入深處的、深刻的、真正的自己——你的本質。

你的本質就像一顆有著許多切面的鑽石。你可能碰觸到你的愛或你的力量，或清晰的思路或頑皮的一面。這些都是你的本質中的面向。每個面向都不同，但每個面向都是你。鑽石的不同切面會透過光線的改變反射出不同光芒，也因此創造出美麗、富有變化的效果。

你的覺知就如同光的功能，它會照亮你本質裡的某些面向

● **詞彙定義：**本質
本質就是最基礎最根本的你。我們每個人生來就具有的發光品質。

並使它們發光。就像鑽石一樣，你的本質會在不同的時刻反射出不同的光彩與切面，而所有的面向都是你的本質。

認識並活出你的本質，是你所能做的最重要的事了。然而大多數的人並不覺得我們可以把自己的本質活出來。或許是覺得不安全，或是預期別人會排斥，或許是沒有活在當下，也或許你認為別人會利用你的脆弱對你不利。你可能是對的，以上這些事確實會發生。

忠於自己並表現那個內心深處的你需要勇氣，這也就是對外展現能量的更高意義；活出你的本質。你需要給自己更多空間，推開那些侵犯你的能量。你也要給自己擴展能量的空間。你從中心生活，並與內在本質連結，在生活的同時，也往外散發你獨特的能量。

練習 13.3：把本質能量帶出來

準備：感受你的本質

一開始，先想想你曾經感到滿足的時刻。那個時刻可能是愛的時刻，你的心打開了；或者是有力量的一刻，那時的你充滿能量。也可能是心思清明的一刻，你確實看見或明白了什麼。本質有許多性質，但之所以讓它們特別的是你——那個根本本質是豐富和完整的你。

那一刻可能是一種感覺、一個想法或身體的一個感受。無論那個時刻的形式是什麼，回想那一刻，感受那個感覺。

1. 感受本質的身體感受

花一點時間,讓那個時刻越生動越好。注意,這個想法或感覺在你身體某處或能量場有獨特的生理感受。花點時間覺察本質的物質性,它在身體裡的實質感受。

2. 感受本質的能量層面

現在,把注意力轉移到這個感覺或思想的能量層面。這個狀態有它的能量物質,而且存在於你的能量場某處。這個物質有它獨特的品質和能量流動。

3. 將本質的能量塑形

把手放在你認為這個能量物質所在的位置。花一點時間,讓你的手開闔幾次、往外或往內移動、改變形狀,直到你的手找到適合這個能量的形狀。你現在已經將本質的能量塑形了,這會讓它變得更具體、更容易掌握。

4. 擴展你的本質

現在,讓這個狀態在你的身體裡擴大。用你的手去延伸它。想像能量場往外打開,送出更多能量到外界環境。花一點時間讓本質「佔據空間」。

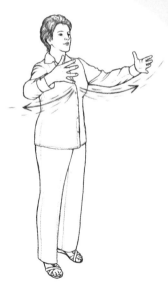
把你的本質能量帶出來

接下來的步驟更有挑戰性。

5. 找到適合你的表達方式
想像自己用任何適合的方式表達這個本質狀態。也許是你說的話，或是生動表達的感受。也許是你要做的某件事，你會採取的行動。也或者就只是某個特定的姿勢、臉上的某個表情或特定的能量散發。

6. 在環境裡表現你的本質
最後，這是最困難的部分。想像自己在人群裡做這件事。想像自己在周遭的能量、人群、事物和頻率裡表現你的本質。

快速參考要點：
1. 感受本質的身體感受
2. 感受本質的能量層面
3. 將本質的能量塑形
4. 擴展你的本質
5. 找到適合你的表達方式
6. 在環境裡表現你的本質

在人生風暴中，活出你的本質

生活裡總是會有人和你的本質不那麼契合。他們可能會批判你的本質，被你的本質威脅，或是太沉浸於自己的狀況而根本沒注意到你。也或許只是因為他們的振動和你的不同步。

這些能量都會影響你。它們會約束你，使得你把自己的本質隱藏起來。這樣的能量甚至可能攻擊你，想要你關閉起來。

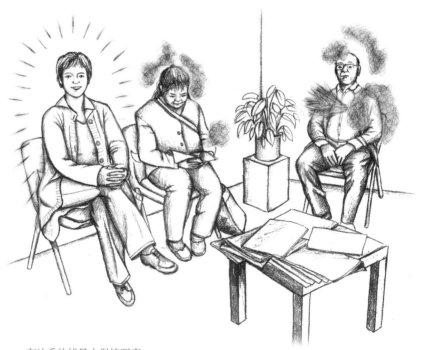

在沈重的能量中保持明亮

我們的本質，我們內心較深層與珍貴的想法與感覺不一定
總是會得到支持或理解，有時甚至可能被攻擊。因此，以
下是我們所能學到的最重要的技巧之一：

· 勇敢讓自己活出內在本質，並且在遇到的一切事件中居
　於中心、保持平衡和穩定。

> 讓自己勇敢片刻吧。去感覺自己本質的能量，感覺它的存在，
> 擴大這個能量並放射光芒。想像自己在真實生活中勇於表現
> 本質並採取行動。雖然四周可能有不支持你的沈重能量，你
> 還是能感覺到自己的核心，感覺自己的珍貴，知道自己內在
> 蘊含了什麼。請忠於這個能量。讓你的本質變得更強大、更
> 穩固，並且能夠承受生命裡的風暴。

這才是生活的真正藝術：

· 和你的本質、你內心深處的自己保持接觸，並讓它發亮
　發光。

允許自己影響周遭的世界。根據你的本質、你的高我、你
核心裡的金色存有來創造、形塑和改變這個世界。

第三部分
垂直的能量
意識的層面：
往上、超越和往下

（一）往上和超越

14.
往上——意識的轉變
往上——意識的轉變

> 「我們的心智只能在它知道和可以證明的範圍內思考。有時候，心智會忽然發現更高層面的知識，卻怎麼也無法證明它是如何知道的。所有偉大的發明都有這樣的跳躍式進展。」
>
> —— 愛因斯坦

上述的話顯示了對人類系統的深刻洞見；我們的知識和思考有不同的層面。隱藏在後的還有一個見解，這個見解對我們有重大且直接的意義，那就是我們可以刻意的轉換到更高層次的思考。

能量原則十三：

能量提升意識

> 把能量從較低狀態移動到較高狀態的過程會提升意識的層次。

一旦你瞭解這點，你就掌握了生命的鑰匙。這把鑰匙提供你最有力的能量技巧，也把你帶到另一個層次。在這個層次，你不但活著，還是精彩、充滿喜悅與美好的活著。

可能有人會反對：「愛因斯坦可以這樣說，因為他是天才，但我只是個普通人。」

錯了！

· 你比你知道的，或是你承認的，偉大多了。
· 你一直在接觸更高意識，雖然你可能沒注意到自己在這麼做。
· 的確是有方法可以刻意地接通這個更高層次。

能量往上與能量往下

我們談過了核心通道和居於中心／平衡的重要。核心通道還有另一個重要性，它連結七個稱做脈輪的能量中心。每一個脈輪都是能量的渦旋，有著非常強大的漩渦式能量。每個脈輪都跟某類思考和感覺有關，也就是我們說的意識層次。

要瞭解我們所說的意識層次，最好的方法就是想像一個圖騰柱子。許多原住民民族都有圖騰柱的文化。想像這個圖騰柱上有七張臉，呈現演化的完整時間軸，每張臉都代表一個演化階段。圖騰最底下的臉看起來最原始，它代表我們最早的演化起源，對應的是心理上最原始的部分。柱子越往上，每張臉就越來越細緻，因為代表的是下一步的演化。

在這個想像的圖騰柱的最上端，是我們最新和進步的演化結果，這張臉最精緻，對應的是最高、最偉大的人類精神。

這就是脈輪系統運作的方式，它和演化息息相關。

圖騰最底下的臉對應的是海底輪。海底輪在脊椎的尾端，是我們最早期演化的動力和本能。

圖騰最上端的臉對應的是頭頂的頂輪，這是人類能量系統最後要發展的一個脈輪。這個最進步、最細緻精微的脈輪，對應的是意識最高層的品質、智慧和人類靈性。它代表我們的潛力和未來。對極大多數的人來說，他們的這個脈輪，也就是能量中心，才剛開始要開啟。

圖騰柱很適合代表脈輪系統，因為圖騰上的每張臉看起來就像一個獨立個體。脈輪也是如此。每個能量中心或脈輪代表思想與感受的一個層次，每個脈輪也都獨立自主的運作。

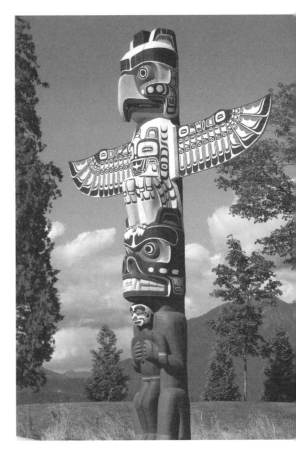

圖騰柱
許多原住民文化用圖騰柱的象徵來表現人類的多個層面。

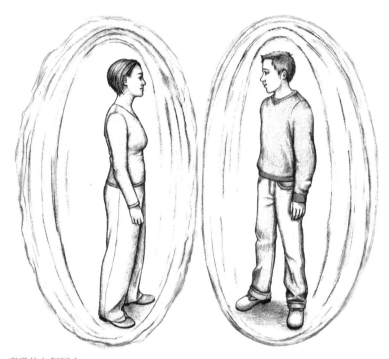

意識的七個層次
每個意識層次就像透過不同顏色的濾鏡看這個世界。以下的表格顯示每個脈輪是
如何「看」別人。

	能量中心	意識的層次
7	頂輪	視對方為神聖的靈魂
6	眉心輪	視對方為有智慧的人
5	喉輪	看到對方是有創造力的人
4	心輪	看到對方是充滿愛的人
3	太陽神經叢	視對方為競爭的對手
2	臍輪	視對方為性對象
1	海底輪	視對方為威脅，恐懼對方

愛VS.性

讓我們舉一個你熟悉的例子：性行為。人類的生殖器位在脊椎底端，屬於海底輪的區域。性慾就是來自海底輪。有些人曾經有過只是性的性經驗，也就是充滿肉慾和熱情，為性而性。跟愛無關，跟親密感或深刻的靈魂連結也無關。它就只是性。

你可能已有過跟你愛的人發生性行為的經驗。你們兩人愛著彼此，從這個愛的連結，你們發生關係。這樣的經驗非常不同！你們心心相印，彼此之間的調和與身心的交融將兩人提升到最美妙的親密關係裡。

這兩種經驗都跟性有關。但差異在哪兒？為什麼同樣的行為可以如此不同？

如果瞭解能量，從能量上來說，單是性行為，它涉及的是海底輪（還有一點臍輪）。這些能量中心很本能，有著強大的動力。你聽過貓交配的時候嗎？牠們是在做愛還是想殺死對方？有時還真難分辨。

當你跟心愛的人做愛時，你可以明顯感覺到自己的心，在心輪的地方你感覺暖暖的。除了這些生理感覺外，你也會體驗到美好的溫柔、尊重、關懷與和諧的心理感受。

為什麼會這樣？因為脈輪系統裡較高的一個能量中心也在這樣的性行為裡作用──那就是心輪。心輪的振動精細許

多，意識也高上許多。雖然海底輪仍然在運作，因為性行為是與海底輪連結，但由於現在心輪也在作用，於是就帶入了新的品質。

心輪的能量將性能量提升並轉化到完全不一樣的層次。

有愛的性行為跟只是為性而性的差別，就是你將你的意識層次經由核心通道提升到了較高的脈輪位置。這時，較高的脈輪就會作用並改變較低的脈輪意識。

當你做愛，而不單是發生性行為時，
你將你的意識層次
從海底輪提升到能量系統中較高的心輪位置。

我們一直都在提升意識。你一定有過這樣的經驗：很想對某人發怒，想罵人甚至打人，但是你沒有。為什麼？因為你的內在某處阻止了你。一個較高的能量中心（在這個情況是眉心輪，做決定的中心）阻止了想要攻擊的情緒，這些攻擊性的情緒能量位在較低的海底輪和太陽神經叢。

這兩個例子都示範了意識和能量透過核心通道移動而轉變。這一點為什麼重要？因為這表示你可以刻意的將能量上下移動，有效地從某個情緒轉變為另一個情緒，從一種思考或意識改變為另一種。

你可以透過刻意將能量往上或往下移動，來改變情緒或想法。

現在讓我們從這個脈絡再來看看愛因斯坦的話。

「我們的心智只能在它知道和可以證明的範圍內思考。有時候，心智會忽然發現更高層面的知識，卻怎麼也無法證明它是如何知道的。所有偉大的發明都有這樣的跳躍式進展。」

愛因斯坦提到「更高層面的知識」。「層面」一詞暗示有高有低，在某東西之上或之下。它也意味較優 / 較好和較次級 / 較差，這無關好壞，而是更細緻或沒那麼細緻、更高度發展或較低發展、更有效能或較沒效能的差別。

● 詞彙定義：意識的層次
　看待這個世界的方式，包括了感覺與想法。意識的層次和演化有關，它反映了個體感知能力的發展。

意識和思想都有較高和較低的層次。能量、思想和感覺也一直在我們的系統裡移動。通常這些都是下意識地進行，但是，這個「但是」很重要，因為你一旦瞭解這些「思想的位置」並且學會移動能量，你就能主動決定自己「要從哪個脈輪思考」。

吸氣提升能量

我們之前提過一項能量原則：「能量跟隨思想」；我們的思想到哪裡，能量的流動就到哪裡。除了引導思想之外，我們也可以用呼吸來引導能量的流動。呼吸是能量工作裡最有力的工具之一。因為我們呼吸的時候，我們也同時在吸入或呼出生命力。引導式的呼吸是指用想像力「看到」氣息在某個特定位置流動。

讓我們用心輪作練習，因為這個脈輪比較容易有所感覺。

練習 14.1：燃起心輪之火

慢慢做以下練習。花一點時間感受每個過程。

1. 活化心輪
想像你的心輪變得更有活力、更往外放射。

2. 感受愛
感受在你心裡的愛。如果你想的話，你可以感受你對某人的愛，或是某個愛很強烈的時刻。

3. 讓愛更旺盛
從心輪吸氣，吐氣。想像你的愛被呼吸裡的生命力燃燒了起來，你的愛越來越強大、越來越明亮。

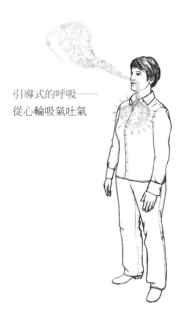

引導式的呼吸——
從心輪吸氣吐氣

4.讓愛流動
你現在已經在心輪建立了
很有力量的愛，當你吐氣
時，看著這個愛流出去。

快速參考要點：
1.活化心輪
2.感受愛
3.讓愛更旺盛
4.讓愛流動

接下來的練習是讓你體驗將能量經由核心通道移動到心輪
的感覺，之後我們會練習將意識移動到更高的層次。

練習 14.2：引燃更多的愛—將能量吸入你的心輪

（一）準備：喚醒海底輪
1.經由樹根呼吸
讓我們回到之前的樹的練習。想像你是棵樹，你經由
骨盆部位的海底輪吸氣，然後吐氣。

2.接地/紮根
想像每次呼吸的能量從海底輪往下移動到樹根，進入
大地。

（二）核心練習

3. 活化海底輪
吸氣時，將能量從大地提起，經由樹根，進入你的海底輪。每次的呼吸都會把生命力帶到海底輪。想像能量越來越強，海底輪的能量越來越滿。做十次這樣的呼吸，緩緩吸入大地的能量，把能量吸到海底輪。

4. 把能量吸上來，帶到心臟
接下來的吸氣，把能量沿著脊椎往上提到你的心的位置。你可以想像自己用吸管喝飲料的意象。深吸氣，把能量從海底輪沿著脊椎往上吸到心臟位置。這樣做三次。

5. 經由心臟呼吸
就像我們之前做的練習，想像你透過胸腔的心臟吸氣和吐氣。想像每一次呼吸的能量都從心臟進出。每一次的呼吸都刺激了心輪，為心輪帶來活力。

（三）完成

6. 感受你的心
之前 14.1 的練習只是用心臟呼吸，沒有把能量帶上來。現在，當你感受自己的心，你可能會注意到心的感覺和上次有一些不同。

快速參考要點：
1. 經由樹根呼吸

2. 接地／紮根
3. 活化海底輪
4. 把能量吸上來，帶到心臟
5. 經由心臟呼吸
6. 感受你的心

透過把能量上移而改變意識

現在我們基本上能夠把能量沿著核心通道往上移動了，讓我們練習用這個技巧來改變意識。我們身體裡較低的三個脈輪：海底輪、臍輪和太陽神經叢，通常是最活躍的。它們能量的程度可以從「非常明亮」到「極度沈重」。

我們在此不會詳細解說這些脈輪，你可以參考框內的簡短介紹。我們會特別討論的是較低脈輪可能會帶給你的一些挑戰，以及如何處理它們。

意識就像一棟大樓，在這棟樓裡，有許多不同的樓層，我們可以把能量轉移到不同的樓／層面。我們將討論四種往上的移動。我們選擇這四種是因為它們在每個人邁向成熟的過程都非常重要。

前三個脈輪的典型思考

海底輪
我的錢會夠用嗎？
我很擔心
我很害怕
我不信任他／她

臍輪
我屬於這裡嗎？
我的需要不會被滿足
我想親近他／她
我必須得到更多

太陽神經叢
尊重我！
他比我成功／有錢／重要
我要出頭
我真是笨／糟糕／低等⋯等等

四個主要的意識改變

往上提升（一）：從依賴到賦權

從臍輪移動到太陽神經叢

我們的第一個移動就是將能量從臍輪帶到上面的太陽神經叢。這是意識最重要的轉變之一，每個人都必須經歷才能變成有力量的個體。

臍輪和你的內在小孩有關。它代表你對其他人和事物的情緒依附。當臍輪的能量不健康或不平衡時，你的情緒和思考就像個小孩。你變得依賴、貧乏、過度情緒化和過度依附、執著。

太陽神經叢就在肋骨下方。這個脈輪健康時，你能觸及內在那個成熟的成人。你感到自主和自立。你覺得自己有能力、獨立、有力量和強壯。

當你有下列感受時，可以做 14.3 的練習：
・不安全感、貧乏或依賴
・卡在「我做不到」的心態
・覺得像迷失的孩子
・過度情緒化
・沒勁、糊塗

練習 14.3：從依賴到賦權：從臍輪到太陽神經叢

1. 喚醒臍輪

一開始先從腹部吸氣和吐氣。觀想自己看到每一次的呼吸都更深地進入腹部，將能量和覺知充滿臍輪。你可能覺得你的腹部變得較安靜或溫暖了。至少做五次緩慢深長的呼吸。

2. 將能量提升到太陽神經叢

接著，深深吸氣，把能量從臍輪往上提升到肋骨下的太陽神經叢，觀想太陽神經叢充滿了能量。這樣做三次。

3. 打開太陽神經叢

現在經由太陽神經叢吸氣和吐氣。每次吸氣時，想像太陽神經叢慢慢放鬆，慢慢打開。你的身體可能會微微的改變姿勢。你可能注意到身體的感覺和情緒都有了變化。你覺得更有力量了嗎？

4. 測試你的力量

想一個狀況，是你以前不覺得有能力處理的。現在，持續將氣吸入太陽神經叢。你是否覺得更有信心、更有力量或能力面對和處理那個狀況了？

快速參考要點：
1. 喚醒臍輪
2. 將能量提升到太陽神經叢
3. 打開太陽神經叢
4. 測試你的力量

往上提升（二）：從「動物」到「神聖人性」

從最下面的三個脈輪提到心輪

雖然我們已經做過心輪的呼吸，我們現在要加上「心的意識」，讓練習更深入。你的心輪是最有力、最重要的能量中心之一。它不但使你打開自己去愛，也打開看待事情和感受世界的新視野，使你充滿慈悲、同理心和合一感。

心輪呼吸的目的

最下面的三個脈輪，海底輪、臍輪和太陽神經叢擁有非常強烈的本能，它們和我們過去的演化有關。雖然這些脈輪對生存極為重要，但如果我們只靠這三個脈輪過日子，我們就形同「動物」，只關心生存，生殖和社會地位。透過呼吸將能量帶到心輪則會將你的意識提升到較高的狀態。它打開了你的「神聖人性」，你會明白自己和世界萬物彼此相連，並體驗到生命一體的感受。經由這個經驗，無私、同理心、慷慨和慈悲的特質便會浮現。

練習 14.4：從動物到「神聖人性」：從低階脈輪到心輪

1. 喚醒較低的三個脈輪
   ・把注意力放在你的海底輪，你的樹的根部。吸進生命力，將海底輪充滿。

‧把生命力帶到臍輪，直到臍輪感覺飽滿溫暖。

‧現在把能量吸到太陽神經叢。

‧想像這三個脈輪間的連結就像充滿生命力、溫暖和熱情的柱子。想像這些脈輪整齊劃一並且居於中心。

2. 柔和地把能量提升到心輪

現在，讓呼吸越來越柔和。將能量提升到心輪部位，你看到你的心輪越來越明亮且光芒四射。

3. 散發愛

讓愛與感恩流動。讓它們往外發送到世界。

補充：如果做這個練習之前，你的生活裡有任何議題或困擾，你都可以利用這個練習來「透過心的眼睛」重新看待問題。你可能會很驚訝地發現你的心所帶給你的全新觀點和洞見。

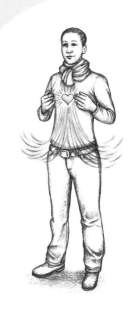

快速參考要點：

1. 喚醒較低的三個脈輪
2. 柔和地把能量提升到心輪
3. 散發愛

把能量往上移動到心輪的位置

往上提升（三）：從戲劇性到觀察者

從較低的五個脈輪提升到已喚醒的眉心輪（第三眼）

你的眉心輪是意識的奇蹟。它給你思考、直覺、預知和洞察的能力。接通你的眉心輪是很重要的平衡能量技巧，因為它帶你遠離情緒劇碼的「噪音」。

將能量帶到眉心輪的目的

把能量帶到眉心輪，用眉心輪呼吸會開啟使你保持居於中心的最重要品質，這個品質我們稱為「觀察者」。抽離的觀察者保持客觀的觀察，它只是單純看著在身體裡流動的情緒或想法。它不分析或批判。它不試圖改變。它就是一個保持警醒的旁觀者。

以下練習是平衡能量非常寶貴的工具。這個練習很容易，隨時隨地都可以做，然而效果卻很驚人。我們邀請你讓這個工具成為你生活的一部分。每當你感覺緊張、疲倦、迷失、精神不集中或失去平衡時，它都可派上用場。

眉心輪很容易因為我們的思考而緊繃。我們用這個練習來放鬆眉心輪，協助擴展它的意識狀態。這個練習也會放鬆眼部和前額的壓力。

我們建議你先將以下的練習整個看完，瞭解之後，再照說明的四個步驟去做。

練習 14.5：從戲劇性的情緒到清明的觀察者
　　　　　從較低的五個脈輪移動到被喚醒的眉心輪

（一）準備

1. 放鬆眉心輪

首先用雙手揉揉臉。接著用三隻手指慢慢地按摩你的額頭，從鼻樑往上按到髮際。當你做這些動作時，注意自己的呼吸，你的眼睛也一路看著手的動作。當按到髮際時，讓手和眼睛休息一下。感覺能量的轉變。這樣做三到五次。

（二）能量的轉變

2. 活化較低的脈輪

將注意力轉到三個較低的能量中心：海底輪、臍輪和太陽神經叢。注意那裡的任何動靜和情緒。接著用幾次強有力的吸氣把能量帶到這幾個脈輪。

3. 運用核心通道將能量「掃」到眉心輪

將較低脈輪的能量吸入核心通道，一直往上帶到額頭中間的眉心輪。用手在身體前面沿著核心通道做出往上掃的動作，協助能量往上。

4. 擴展眉心輪

持續做幾次往上掃的動作，直到你覺得你的頭比較輕了，能量在振動和發光。接著用你的手勢打開整個頭部，就好像有個光環籠罩著你的頭似的。

（三）核心練習

5. 連結觀察者

連結你內在的觀察者。想像你的頭的正中央是一個發著光的智慧與清澈之地，每次的呼吸都讓它更光亮。

6. 讓觀察者往下看著較低的脈輪

讓你的覺知在眉心輪清明與擴展的感覺裡休息，然後讓觀察者往下看著較低的脈輪。讓觀察者注意是什麼在那裡流動。那裡存在著各種可能的感覺，或許是興奮、哀傷或憤怒；溫暖、緊張、不安或疲倦。感覺能量在哪裡流動，又在哪裡流失或受阻。以上的描述只是用來協助你觀察是怎樣的能量在你身體裡移動。

（四）完成

7. 處於當下

無論「看到」或感覺到什麼，都全然接受。不要改變它。不要評斷你自己。就看著。處於當下。這是觀察者帶給你的禮物。安然地居於當下。

快速參考要點：

1. 揉一揉前額，讓眉心輪醒來
2. 將能量從海底輪「掃」到眉心輪
3. 連結在眉心輪深處的觀察者
4. 讓觀察者往下看並覺察身體的情況

往上提升（四）：從人格到智慧

從下面的六個脈輪往上移動到頂輪

頭頂上的頂輪開啟豐富的智慧、理解和更全觀的思考。從這裡，你將超越有限的自我，進入更大宇宙的覺知，而你，就是這個更大宇宙的一部份。你會開始覺察到形塑萬事萬物的許多力量。你可以超越有限的時間限制，從過去與未來的脈絡看到你現處的情況。你開始覺察到自己是靈性的存在，是擁有巨大能量與意識的生命體。

把能量帶到頂輪的目的

透過呼吸，把能量帶到頂輪的目的是打開這個更高層次的意識，從這裡獲得新的方向、目標和視野，以面對你生命中的挑戰。

練習 14.6：從個性到智慧
從六個較低的脈輪移動到頂輪

（一）準備

1. 像棵樹般的紮根

讓我們回到樹的意象。花一點時間經由脊椎底部的海底輪吸氣和吐氣。看著每一次呼吸的能量往下移動到海底輪，再到樹根，再進入大地。接著，吸氣時將大地的能量吸進樹根，進入海底輪。每一次的呼吸都把生命力帶進海底輪。想像充電越來越飽足。做十次緩慢的深呼吸。

2. 將能量往上帶到頭頂

接下來，深深吸一口氣，強有力地把能量沿著脊椎往上提升到頭頂。你可以想像就像是用吸管吸飲料，將能量從海底輪吸起，沿著脊椎往上，一直到頭頂，充滿了頂輪。這麼做三次。

（二）核心練習

3. 觀想頭頂四周和上方都有亮光

現在從頂輪吸氣、吐氣。看到一團發亮的光籠罩在你的頭頂四周和上方。這就是頂輪，我們的樹的最高點。看到這團光越來越亮，越來越充滿了生命與活力。

4. 活化智慧

想像一下這裡的智慧品質。透過頂輪，你不但接通自己的智慧，你也能觸及人類的集體智慧以及生命最根本的智慧。讓你每一次的呼吸「活化智慧」，幫助你觸及你擁有的無限意識。

練習靜坐的人常常會重複地將能量由海底輪提升到頂輪，然後在頂輪的狀態冥想一小時或更久。你也可以，只要你覺得舒服即可。

（三）完成

5. 回來，沉浸在「光」裡

當你覺得完成的時候，打開眼睛，看看四處。你可能注意到眼睛看得比較清楚，或是看到的東西都在閃閃發光。花點時間沉浸在這個強大能量練習所帶來的

「光」。

快速參考要點：
1. 做樹的練習
2. 將能量往上帶到頭頂
3. 觀想頭頂四周和上方都有亮光
4. 活化智慧
5. 回來，沉浸在「光」裡

做完這個練習之後，如果你覺得輕飄飄的，像是沒有紮根或接地，你可以透過呼吸，將能量從頂輪沿著脊椎往下帶到海底輪，進入大地。你看到自己生根，紮根於大地。第十六章有更多關於接地的說明。

我們之前提到「不只是活著，而是充滿喜悅與美好的活著」，這表示生活有另一個層面帶給我們喜悅與美好。將能量往上提升就是最重要的能量平衡技巧。能量「往上」，提升了你的振動，也提升了你的意識。它會讓你脫離遮蔽你的情緒與思想，為你帶來新的洞見和更高的觀點。能量往上可以將濃密的振動能量改變為支持生命的力量。最終，往上提升能量可以將平凡，甚至負面的事物，轉化為有意義、重要且深刻。

15.
超越——
接觸高我的神奇經驗
接觸高我

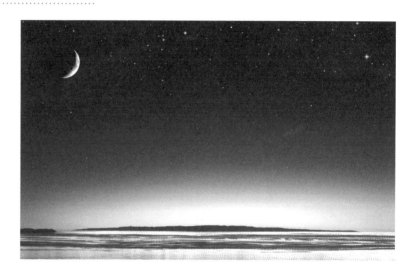

*海洋輕柔的流動，海面平靜，海浪輕輕的拍打沙灘。溫暖
的微風撫摸著我的皮膚。頭上是清澈的星空，宇宙浩大無
邊。我想到我們稱為地球的星球，她的神奇。億萬年來的
演化，而且從沒停止。億萬的星辰閃閃發光，許多也早已
變成石頭。大爆炸理論、量子理論、平行宇宙——我的腦
袋無法理解。但，無垠讓我忍不住顫抖。我是誰？以某種
神秘的方式，我和某個更大的東西連結著……。*

*我是沙漠裡的一顆沙子，海洋裡的一滴水，無盡地順隨著
流移動……*

我們都觸及過那「更大的什麼」。那樣的接觸帶引我們超越熟悉的一切，進入不尋常的領域。你可能在上述的情境感受過這種經驗，或是當你一個人在大自然裡的時候。你也可能是在做愛的剎那感受到，或是看著另一個人眼睛的時候，也或者是你的團體團結一心時。無論是怎麼發生的，你都體驗過那一刻。在那刻你被提升了，你超越了尋常，連結上那個更大的什麼。

這個「更大的什麼」就是能量工作的終極目標。能量提升我們，把我們帶到一個有意識的，充滿智慧、連結、清明、目標、動力和愛的地方。這也是宗教和靈性修行的目的：打開我們的心靈，讓我們到達更高的生命層次。於是，能量遂成了一條到達那至高無上、超越感官世界的道路。

所有的靈性傳統都指向同樣的結論

在所有的文化和時代，正如禪師所說的，「手指指向月亮」。這表示一定有「更多的什麼」存在，而且這是所有人類生來的基本權利和最終的命運。幾乎所有文化都提供了到達那個目標的道路和作法。無論是有組織的宗教舉行的隆重莊嚴的儀式，或是原住民進入出神般的迷人舞蹈，世界各地的文化都提供了方式讓我們接觸這個層次。

現代社會也在這個方向帶給我們許多獨特的貢獻。其中之一極為重要，但也因為不顯著，我們甚至沒有注意到它的重要性。這個貢獻就是讓我們能夠接觸到世上所有靈性教導以及宗教比較學的研究結果。

在以前，每個文化的靈性信仰和實踐只存在於那個文化，跟外界鮮有接觸。由於有限的貿易路線和危險的海路，使得文化和文化之間少有互動與影響。

雖然這提供了比較不受干擾的環境，使得每個文化的靈性傳統自主成長，但也因為文化的限制與偏見而產生了扭曲。

忽然間，就在一個世紀裡，世界開放了。你去任何大書店都可以找到古今中外文化的靈性教導。那些薩滿、僧侶、神秘主義者和巫醫們曾經最珍貴和守護的，那些藏在修道院或神秘學校裡的資料，現在都是公開的資訊，整齊地排列在書架上，而且在網路也可搜尋得到。

表面上看，這些靈性傳統的形式看似不同，每個都被自己的文化符碼包裝起來。但如果你把它們放在一起觀察，它們的共同性就出現了，就好像這些文化抓住了同樣的宇宙真理和原則，其間的差異只是來自文化表達的方式。

頂輪的開啟

這些靈性教導或資料，有一個重要的共同點，那就是它們都指出頭頂會有某個很重要的東西開啟。幾乎在所有文化裡，象徵某人靈性開悟的最常見符號就是特別的頭飾。不論是黃金的皇冠或羽毛的頭冠，歷代文化都會在頭頂放上某些東西，用來表示靈性或精神上的進化。如果你注意看宗教畫像，聖人和佛陀的頭上都有著一圈光環。

阿茲特克神職人員

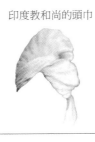

印度教和尚的頭巾

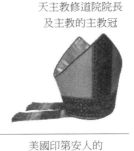

天主教修道院院長
及主教的主教冠

西元前八百到一千年的
太陽教神職人員的黃金帽

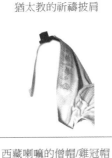

猶太教的祈禱披肩

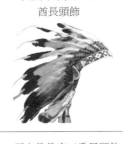

美國印第安人的
酋長頭飾

越南高臺教神職人員帽

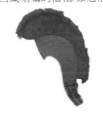

西藏喇嘛的僧帽/雞冠帽

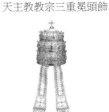

天主教教宗三重冕頭飾

靈性「頭飾」代表所達的靈性境界
大多數文化會以某種頭飾表示已達的靈性境界。

這還只是外在的表徵。如果你研究不同傳統用來提升靈性
層次的作法，你會一次又一次地看到專門專注在頭頂的方
法。沈思和靜心冥想、使用特別的物質和物件，以及能量
工作，這些只是其中幾種。

當你拿掉神秘和宗教的包裝，剩下的就是如何透過將能量
和覺察帶到頭頂來引動更高的意識。

能量原則十四：

更高意識在頭頂開啟

將能量引導到頭頂會刺激意識的更高狀態。

克莉斯提安的故事：

我「什麼都有了」。我和一位很適合我、很棒、很成功的男人交往。我們的關係非常好。我是自己公司的總裁，領導全國和國際間的計劃，為變化快速的消費市場進行市調研究。我的生活步調很快：我在頂尖的曲棍球隊打曲棍球，我熱愛自由式的滑雪和衝浪，我經常在遙遠美麗的地方渡假。我很成功，我享受好時光，我有好友和男友。這些看起來很棒，感覺也很棒。但是，我卻感覺缺少了什麼。這是怎麼回事？

當我試圖跟別人分享這種感覺時，他們的反應都是：「你到底有什麼問題？你擁有一切。不要再抱怨了。」我很難解釋我少了什麼的感覺，我無法具體描述缺少的這個「更大的」東西是什麼。感覺像是我的身體裡有個洞。由於我無法跟人分享這樣的感覺，我覺得孤單，覺得我好像哪裡錯了。

我一直四處尋覓，後來我成了風水顧問，開辦關係與溝通訓練的工作坊，我還學習脈輪和能量療癒。然後有一天我參加了本質訓練工作坊。在一個引導的練習中，我閉上眼睛，聽到老師說：「用呼吸把能量帶到頭頂，

把氣吸到頂輪。」我很努力的做，可是
我只感覺到頭痛。這要怎麼做呢？我微
微張開一隻眼，偷看周圍的人。每個人
都坐著，閉著眼睛，看起來很專心。難
道只有我毫無頭緒，完全不知是怎麼回
事嗎？

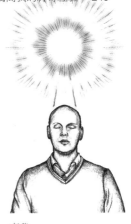

「現在把你的意識繼續往上提升。」
繼續往上？那裡有任何東西嗎？我很懷
疑。我的頭痛更嚴重了。我實在不明白。
然而，有個什麼鼓勵我繼續下去。

高我
頂輪開啟時一種更高意
識的深奧狀態。我們將
之稱為高我。

在很長的一段時間裡，「往上提升」和「超越」（觸
及高我）是怎麼回事，對我來說，一直是個謎。我想，
我大概缺乏這方面的天份吧。我真希望自己可以說：「忽
然發生的開悟經驗」發生在我身上了，於是這世界再也
不同。但沒有。後來，我的頭痛慢慢變得不那麼痛，我
開始感到頭頂有一點刺刺的感覺。這個特別的「超越」
冥想帶給我越來越平靜的感受，同時也越來越令人興
奮。

雖然看起來沒有多少變化，但我的系統慢慢開始轉
變。我的意識只是尚未認知到我的能量場正在為某個更
大的事進行微妙的變化。然後，突然間，一個更大的空
間開啟了，我感受到新的領域和更大的觀點。有一段時
間，這樣的經驗不斷發生，每一次我都得到新的洞見，
達到新層次的喜悅，我因此而驚訝不已。

脫離「瘋狂」的塵世

任何曾經接觸過意識更高狀態的人都會說，這些經驗會把你提升到非屬塵世的境界。它會帶來清明與智慧，讓你超脫這個瘋狂的世界。在那裡，你和更大的生命意義連結，這樣的經驗給了你目標與意義，並使你接觸到所謂靈性、神秘或超然的力量。這些狀態開啟了最令人嚮往的人性本質，像是愛、智慧、慈悲、無私、力量和洞察力。

在能量平衡裡，我們簡單稱此為「超越」（一種超越覺知、超越感官世界的狀態）。然而名稱是什麼並不重要，它也可以是靈魂、高我、開悟或更高的意識，重要的是我們可以由此直接進入超然的經驗。

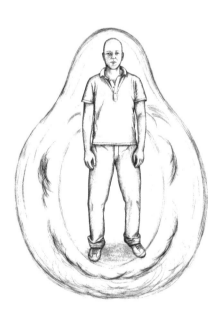

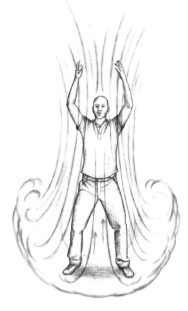

大多數人的正常狀態是能量囤積於下部。　　　　　　將能量提升到更高的意識。

「能量平衡」沒有披著宗教的裝飾，它將許多方法過濾成一套基本練習，透過把能量帶到脊柱，並往上提升到達頭頂的上方，協助你察覺這個在更高層面的你。能量平衡提供的是靈性上的科學方法。

你在第四章的核心通道練習和樹的練習已經有過接觸更高層面的經驗了。現在我們要看看為什麼要這麼做，這麼做又有何意義，同時也增加一些讓練習更有力量的方式。

祈求與召喚

為了進入下一個練習，我們要先解釋一些詞彙。

●詞彙定義：第八能量中心——高我
在你頭頂上大約一呎高的地方，有個能量渦漩帶著高頻率的振動，它具有更高的意識。

●詞彙定義：橋
橋是核心通道的一部份。想像核心從海底輪延伸到頭頂，繼續往上一呎，到達高我或第八個脈輪/能量中心。

這個橋連接頂輪和高我。透過引導能量向上穿過這個橋，我們刺激並打開了這個橋，並與高我有了更直接的連結。

● 詞彙定義：祈求——往上呼喚的過程
祈求是你發出呼喚，說哈囉的方式：「哈囉，高我／
有智慧的我／更高的存在／靈魂／上帝，此刻請與我同
在。」你往上送出話語、意圖、情緒和能量流，創造
出能量通道。

● 詞彙定義：召喚——引發的回應助力
這是神奇的經驗。它可能是某個感覺、洞見、畫面或
視象——直到它發生，我們永遠不知道會是什麼。它
可能微妙到像微風中一朵小花的芳香，幾乎聞不到。
它也可能像閃電般強烈。重點是信任、臣服和放手。

能量原則十五：

祈求與召喚

> 祈求與召喚具有因果關係。當你祈請，能量的世界就
> 會回應你。

神奇經驗開始了

透過祈求與召喚，神奇經驗開始了。更高層次變得較活躍。
事實上，更高層次一向都很活躍，而且試圖與較低的層次
接觸，但是較低的層次太忙、太吵雜了，注意力都在別處，
因此常常沒有注意到。更高的層次比較難觸及低層。然而，

當你刻意把能量往上提升，你就開始打開
連結的管道了。無論你只是將能量往上提
升還是向宇宙要求什麼，你都啟動了神奇
經驗的開關。

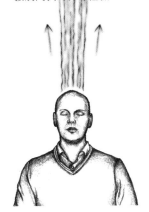

祈求
祈求是往上呼喚高我。

練習 15.1：接觸「超越」——遇見神奇經驗

1. 經過橋往上到達高我
當你把能量用往上提升的方式帶到頭頂，觀想它穿過
頭頂，經過橋，到達頭頂上方。想像在頭頂上方一呎
的地方有個光球。把它看作是核心通道的延伸。想像
核心通道從海底輪沿著脊椎直達頭頂和這個光球。我
們可以把這個光球想成是第八脈輪或高我。

2. 接觸「超越」
想像你接觸到「超越」（一種超越平常覺知的狀態）。
你在這裡感受到智慧、愛、慈悲、視野和力量的品質。
你可能會把它看作是你真正的家，你真正的自我或通
往靈魂世界的門戶。

這些都是不同名稱所描述的不同面向。請忠於你自己
的經驗，不要被我們使用的名稱限制住了。找到對你
有用的方式。重要的是你願意打開自己接受某個更高
的力量或意識。

3. 祈求——呼喚「超越」

你可以只是簡單的說：「高我／有智慧的我／更高的存在／靈魂／上帝，此刻請與我同在。」如果你的動機是為了某事得到指引、支持和協助，你也可以更精確地說：「高我，請幫助我瞭解……」

4. 召喚——接受回應

盡量不要有期待或要求。這不是屬於你的意志或行動的過程。現在會發生什麼事不在於你。你已做了該做的部分。你已經把能量送上去了。你已經誠懇提出要求並表達了你的意圖。現在放手，接受一切。宇宙會用它自己的方式和時間在你身上運作。已經開始了。

5. 高我的回應

事情會開始發生。不一定是馬上。它可能不是在你的能量往上提升時發生，但是流動開始了。回應可能立即發生，也可能要一天後、一週後或一個月之後。但是當你開始祈求的那刻，召喚而來的回應就開始了。

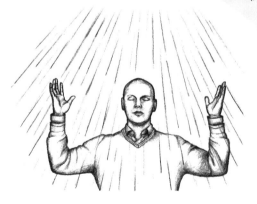

召喚
召喚是來自更高存在層面的回應

快速參考要點：
1. 經過橋往上到達高我
2. 接觸「超越」（高我）
3. 祈求—呼喚「超越」（高我）
4. 召喚—接受回應
5. 高我的回應

當你傾聽「超越」，你要打開所有的感官。回應可能以意象或感覺的形式出現，也可能是身體的感覺或言語或文字。你可能聽到什麼或看到什麼。你可能忽然知道什麼，或甚至有嗅覺或味覺的感受。有些回應你可能當時無法理解。要有耐性。這就像學習新的語言。隨著時間過去，你會瞭解並且能夠轉譯你的感知。

以下是觸及高我時的一些跡象：

- ·感覺到更高的振動
- ·感覺比較輕盈和明亮
- ·得到洞見、資訊或清楚了什麼
- ·身體不尋常的感覺或感受
- ·對自己和所處的情況有更大的視野
- ·對自己的想法和情緒較能抽離
- ·發生所謂的「巧合」，將有重要意義的資訊或人連結起來

- 覺察到你不只是「小我」，那個有著各種模式、雜音、忙碌和想法的人格
- 感覺到更深層的意義，有更偉大的事在運作
- 有目標感
- 它會以各種我們這裡沒有提到的方式出現，請留意高我的神奇接觸。

你講求實際的頭腦可能會說：「這些美好、充滿洞見的情形可能在靜心時出現。但在我過平日生活、忙於工作和家務事的時候呢？」

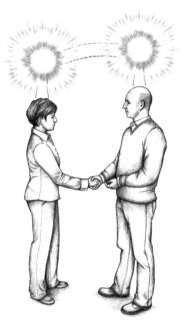

日常生活裡的高我
透過與高我的合作，高我在你的日常生活中會越來越常出現。

請想像你的日常生活也有這些情形發生。說到最終極的能量技巧，這些更高的意識狀態就是了！你開始活在高層次的智慧、愛和力量裡，而它們也會流動到你生活的每個領域，你將會以全新的、具支持性的正面方式來面對生活的各個領域。

克莉斯提安：

　　事實上，這些更高的力量對我的日常生活有立即的影

響。認識別人變得令人興奮。我在大自然的經驗變得更豐富。靜心變得充滿喜悅。接觸到高我讓我的人生時時能夠有智慧的指引。我現在做的決定更明智。我也感覺工作更順利了。

我的快樂變得跟外在世界的狀況和別人的行動越來越無關。我的人生比十年前滿足多了。

對我而言，最重要的是我找到我的目標，那就是幫助別人也找到他們與高我的連結。這成為我最重要的動力，這也讓我感到平靜。我深深知道自己為什麼在這裡，我的人生意義為何。我感覺跟某個更大的事物連結，我並不是自己一個人在做這件事——有個更高的力量在支持我。

今天，超越平常覺知的狀態是我很自然的一部份，也是我最珍貴的寶藏之一。我帶引研討會，支持別人與他們的高我連結，幫助他們接觸到更高的意識層面並獲得直覺和啟發。我現在的生活令人興奮！雖然在過程中有時似乎要花上許久，但與高我的連結是我此生做過最重要的事：我找到了自己——我真正的存在。

這就是能量平衡工作的真正目標——喚醒這個美好的你。

第三部分
垂直的能量
意識的層面：
往上、超越和往下

（二）能量往下

16.
落實高我能量
靈性是實際的

．．．．．．．．．．．．．．．．．．．．．．．．．．．．．．

瑪格莉塔：

我那時七歲，坐在教堂裡。父親正在講道，他的聲音像是遠處傳來的低語，我的注意力被教堂窗戶的彩石吸引，光線穿透窗戶射進教堂，閃閃發光，像是大鑽石的切面。看著這些美妙的光和色彩，我的脊椎顫抖，我的頭有種麻刺的感覺。有某個更高的什麼臨在。我沒有多想。那是很自然、很真實的感覺。上帝—更高的存在—是我身體感受到的經驗。

雖然當我聽音樂或身處大自然時，有時會再度體驗到這種提升的狀態，但是這種經驗慢慢減少，幾乎完全消失了。二十七年後，我和更高存在的連結再度開啟，而且這次更為強烈。我當時在上一個能量課程，我的頂輪忽然打開，能量湧入我的系統。能量之強，我的手臂被舉了起來——我完全無法阻止。我就像達文西畫的維特魯威人（Vitruvian Man）一樣，雙手舉著，站在那裡。我開始大笑，顫抖，我失去了時間和空間感。強大的能量像香檳泡沫似的在我身體裡不斷流動。從那一刻起，我的生命再也不同了。

能量原則十六：

靈性的實體性

靈性是身體裡的體驗。

體驗超越平常覺知的狀態是人類所能體驗的最重要和最振奮的經驗之一。它開啟了意識、愛、力量和目標的層面，絕對是非比尋常的體驗。這個經驗會永遠改變你。你會擁有新的能量、更廣闊的視角、遠見，以及對生命各個境況的洞察。你開始活在更高層次的意識中，而這會改變你生活裡的一切。

然而，即使如此，這都不是最終的目標。事實上，我們只稱此為中途站。旅程的後半段就是要把這樣的意識帶下來，讓它體現在你的身體、心智和情緒裡。正如之前瑪格莉塔的故事，身體會實際體驗到大量能量的湧入，這個能量開始住在你的身體裡，你學著如何運用，如何在行動中表現，如何活出這樣的能量與意識，並讓它轉化你的生活。

能量原則十七：

顯化高我（更高意識）

我們在這裡是要把我們靈魂的更高能量帶下來，讓這樣的能量透過我們的身體、心智、情緒和行為表現出來。

當你連結了高我，你會對你人生更高的目標覺醒。你知道你在這裡是有原因的，而所發生的一切都有其更深刻的意義。

人生有了目標感之後，你的挑戰就是把目標活出來。想像一個更好的世界是一回事，真正的去做些什麼，有效地使世界更好則是另一回事。

這就是能量「往下」的挑戰 —— 讓它發生，使它成真。如果你什麼也不做，再好的想法都沒有用。就如這句老話：「通往地獄的路是由善意鋪成的。」沒有好好落實接地和實際應用的好點子不僅無用，有時甚至會有破壞性。

> 能量「往下」表示將更高頻率的能量和高我的意識帶到這個世界，進入這個身體和人格。也就是在地球活出你的靈魂。

我們偶爾都會接觸到高我，每個人也都面對要活出更高自我的挑戰。我們誰不曾有過很棒的點子，但是沒能好好表現出來？或是有個很好的意圖，但無法照所想完整地執行？或是對食物、香菸、酒精、藥物上癮，或者就只是個你決心要改變的壞習慣，卻總是無法改掉？在所有這些例子裡，我們都是無法將更高層次的知曉落實下來。

接地

「接地／紮根」（grounding）是能量往下的關鍵詞。如果說，超越是能量往上的關鍵字，表示給我們翅膀，把我們提升到更高層次的境界，那麼，這條線的另一端就是接地紮根了。接地讓我們保持真實，讓我們與身體連結，與大自然連結。接地是實際和明確的，指的是某個更高層次的具體化，讓無形的東西得以表達；接地是把那個更理想的你、那些更高層次的想法和感受帶下來，並在這個世界活出真正的你，那個偉大又豐富的你的一種能力。

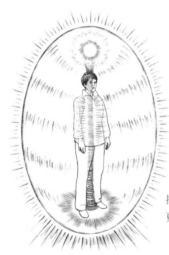

讓我們來討論一下「接地」的狀態。你一定有過覺得暈眩和輕飄飄的經驗。不論是因為太快站起身、生病了，或是吃了改變意識的藥物，當時的你並沒有「接地」，你是不穩定、搖晃和脆弱的。

接地
更高的能量下來注入身體並且紮根。

● 詞彙定義： 接地
接地就是將更高的振動能量、思想和感受帶下來，落實在這個世上的能力。接地紮根使我們保持實際，連結我們與身體，並讓我們跟自然界，這個物質世界有所連繫。

當你是接地的時候，你的內心是踏實和有穩定感的。也許那時你正在運動，玩得正起勁。你的腳穩穩地踏在地面。你踏出去的腳步完美無瑕，你輕快敏捷，充滿活力與平衡。你的每個動作都協調一致。你在大地跳躍、奔跑和衝刺。感覺很棒，不是嗎？

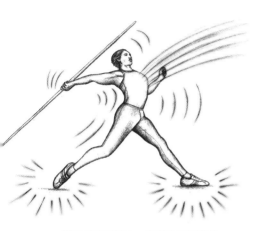
運動員充滿活力，同時也是接地的

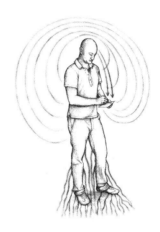
寫支票的人落實於現實世界

接地還有另一個面向：實際和真實感。開支票、付帳單可能是很平常的一刻，但這時的你完全掌握狀況，你對現金流向清楚，你對自己的事務負起責任，你對於自己能處理事情感到滿意。

讓我們再看看接地的其它面向。譬如在院子裡挖土種花、爬山、把腳埋在沙灘的沙子裡。你一定有過這種與大自然非常和諧的經驗，你和自己的身體、感官調諧一致，覺得與大自然融合為一。這真是很棒的感覺，它讓你感到滿足和完整。

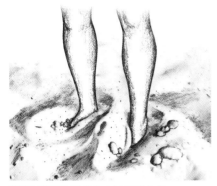

透過把腳埋在沙子和大地連結紮根。

雖然以上三個例子是接地／紮根的不同面向，但它們都有著共同點：你活在當下。你和那個時刻以及你在做的事是連結的。在上述的每一個例子，你都是順隨能量的流動，你與正在做的事情和諧一致，你是平衡和平靜的。

接地的要點：

....

· 腳踏實地，不論是實際上或是比喻
· 你是實際的
· 你是處於當下的
· 你是務實的
· 你和大地、此刻，以及周圍的能量連結
· 你穩穩地處於自己身體裡

為什麼要接地？接地為何如此重要？它為什麼是一種能量技巧？

當你接地紮根，你和此刻當下及周遭世界是有連繫的。你的心思沒有亂跑，你在當下警醒著，因此你是有效率的。舉例來說，你曾經一面講手機，一面開車嗎？或更糟的，你曾經一面撥手機號碼，一面開車嗎？

這時候的你並沒有注意其它車輛，也沒有注意到路況。你的注意力在別處。你知道百分之二十八的車禍起因就是因為邊開車邊講手機或發簡訊嗎？

接地

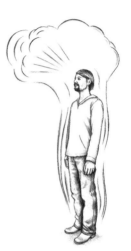

沒有接地的人，能量在頭上旋轉。

開車時沒有接地和處於當下，後果可能是場災難。雖然在其他的事上，結果可能不這麼明顯，可是仍然有破壞性。再怎麼說，我們都錯過了那一刻。你曾經身在一個美麗的自然環境，但心裡卻想著一堆事而沒注意身邊的美景嗎？更常的是，當我們沒有接地時，我們會犯錯。我們笨拙，沒把事情想清楚，或是因此傷害了別人，或把事情搞砸。

另一個沒有接地的例子：喜歡做白日夢的人。你可能認識某人，曾經沉迷於一個很棒的點子（或你自己就是）。那個點子確實很厲害，但是不實在；不夠踏實或不切實際。並不是說點子非得實際不可，事實上，大部份的好點子一開始確實只是夢想，與現實距離遙遠，但是有的人會把這些想法拉到現實面，開始一步一步的打造。

你可能聽過「腦袋空空」或「活在幻想世界」的說法，指的就是不切實際、沒有與現實世界連結或接地。這樣的人與現實脫節。

你是否曾經問某人最近過得如何，結果他開始一直說個不停，好像你必須知道每個細節才會懂似的。事實上，若只是單純地說：「我很傷心。」是否還傳達了更多，而且也比較實際。我們把上述的情形叫做「說故事」。人們花太多時間在說故事上了。

我們來比較一下活在幻想裡的人跟接地的人的差異：接地的人活在當下，與現實連結。一個接地的人是有效率的。倒不是說接地意味著行動，你可以只是單純的存在，不做什麼事，但你是活在當下的。也因為你與現實連結，你對當下發生的事所產生的反應也會是有效用的。

以下是個簡單的練習：當一個人說故事說不停的時候，試著跟他說：「我很願意聽你說，但我在這些敘述和細節裡聽迷糊了。你可以用簡單幾個字告訴我你真實的感受嗎？」

如何知道自己沒有接地紮根？

沒有接地：

你可能感覺
- 笨手笨腳
- 疏離
- 腦袋東想西想，不論是想過去還是未來
- 不理性
- 過於脆弱
- 缺乏力量、活力、耐力

可能沒有接地的情況：

‧在開會時
‧因為生病、缺乏睡眠或服用藥物而感覺虛弱
‧坐在電腦前許多小時後
‧醒著卻精神無法集中

卡比爾：

> 我第一次聽到「死亡會議」這個詞的時候，忍不住笑了出來。我參加過太多像地獄般的會議了。一群人努力動腦筋，然後互相想影響對方，直到你變得很不接地，簡直想尖叫。

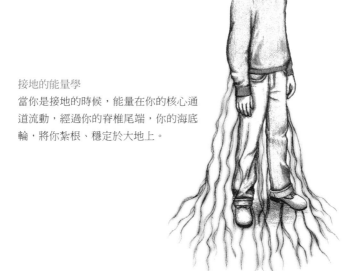

接地的能量學
當你是接地的時候，能量在你的核心通道流動，經過你的脊椎尾端，你的海底輪，將你紮根、穩定於大地上。

四個簡單的接地方法
將自己落實在現實世界

當遇到類似上述情形時，你可以怎麼做？你可以就只是把能量帶下來。接地時，能量會往下流動，經過脊椎尾端的海底輪，經過雙腿，進入大地。這是很容易到達的能量狀態。

練習 16.1：往下呼吸

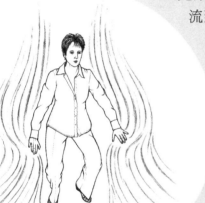

往下呼吸，把能量帶下去

1. 先深吸一口氣。吐氣時，觀想能量往下流到脊椎，流到你的海底輪，你脊椎底部的尾椎處。海底輪蘊含著巨大的生命能量，我們稱為昆達里尼能量。

2. 想像你的海底輪是一個大盆子，負責裝載生命的力量。將能量帶到這裡，直到你覺得海底輪完全充滿了生命力。

3. 接著讓能量（氣）繼續到達地面。感覺自己和大地連結，紮根於大地。

練習 16.2：把能量帶下去

1. 把雙臂舉在身體上方，手掌朝下，慢慢地把能量往下掃到海底輪，這樣做個幾次。

2. 現在，雙手伸到能量場上部
　——前面、兩側、頭上——
　再重複往下的動作。想像把
　自己從頭腦帶出來，帶進身
　體裡。
3. 用手打開海底輪附近的能
　量，拓寬這個地帶。
4. 繼續把能量往下帶，帶到你
　的腳，接地紮根。花點時間感
　覺能量流經你的雙腿，經過你的關
　節，腳踝，再進入大地。
5. 想像你把能量錨定，紮根在地底下幾呎的地方。

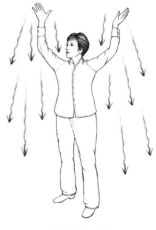

把能量往下帶

練習 16.3：長根

1. 一隻手放在身體前面，一隻手
　在後面，手掌向下，慢慢地把
　手往下移動到海底輪和海底
　輪下方。想像你的雙手協
　助打開了海底輪的能量。

2. 和大地連結。想想自
　己就像一棵樹，看到你
　的「根」深深的長進大
　地裡。感受紮根和踏實的
　感覺，感受因此而來的穩
　固和滋養。

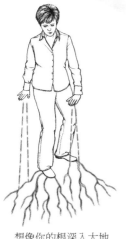

想像你的根深入大地

練習 16.4：幫海底輪打氣

1. 膝蓋微彎地站立，雙手放在
臀部兩側，手掌向下，與地
面呈水平。

2. 現在開始將身體往下壓，好像你
是要把空氣壓到地下。吸氣時起身，
吐氣時下壓。一開始慢慢的做，然後再加快動作。

3. 除了這個有節奏的動作之外，每次往下壓的時候加
上一聲「喝」。從身體深處發聲。

4. 放鬆，感覺能量的振動。

幫海底輪打氣

接地的四個快速法

如果你只有幾分鐘接地的話，你可以選擇以下的快速法之
一。

練習 16.5：手臂運動

把手臂舉起過頭，停一會兒。深呼吸。然後讓手臂自
然垂下，垂在身體兩側。感受地心引力。

練習 16.6：跺腳

盡量用力跺腳（如果穿的是高跟鞋，最好先脫掉）。

直到你覺得雙腳熱了並且充滿能量。

練習 16.7：移動

移動——光是移動身體就可以讓你接地紮根。

練習 16.8：感受實體世界

跟你周遭的實體世界連結，即使你是在一個非自然建材的房間。試著感覺這個房間下面的大地，即使是在二十層樓下面。

如果你有勇氣，在一個你覺得沒有接地的團體或情況裡，你也可以重新接地。

練習 16.9：帶引團體接地

如果你覺得適合，告訴大家他們都需要回到自己的身體裡，請大家都站起來，動一動身子，一起做放下手臂的練習。你可以試著這麼說：「嘿，各位，我需要休息一下。我覺得腦子脹脹的，跟身體失去連結。我需要接地，需要穩定一下能量。我覺得我們都需要。我們可以全部站起來，一起做個簡短的接地練習嗎？」

17.
能量與意識——你的更高召喚
能量平衡的更高目的

能量的世界很不可思議！你一旦開始打開眼睛，瞭解是怎麼回事後，一個嶄新的人生層面就出現了，那個層面美好、神奇、有趣，也有時怪異。但無論它是如何，你對能量的覺察會永遠改變你。因為一旦你瞭解了能量，你就進入了生活的另一個層面。你對周遭發生的一切會有像 X 光般的洞見，並且具有處理事情的新技巧。

現在，你活在能量的世界了，你明白這不只是個較有趣的世界而已，這也是通往另一處的旅程。當你對能量的世界打開自己，你就開始了一場旅程。

本書已一再說明，能量有各種不同層次，而在能量中心的，就是你的核心——金色存有的本質。能量顯示你是巨大的存在體，你對於意識、愛、智慧和創造的潛力超乎想像與限制。

能量原則十八：

能量的更高召喚

能量尋求開展更高的振動和更高的意識。

能量平衡的目標是開展並活出你無限的意識，並且以最當下、實際和踏實的方式運用在你的人際關係、工作、溝通和創造上。

當你進入能量的世界，你明白到意識的開展是一個學習的過程。你會開始看到這個「學習的宇宙」；整個宇宙都在演化，並且帶你到達越來越高的意識與存在。

你明白了你是在「學習的宇宙」裡的一間獨特教室，我們稱之為「地球教室」。在這裡，你得到有關生命、意識和你是誰的特定教導。瞭解能量是地球的基本課程，這是一把鑰匙，它可以開啟許多別的教導。透過瞭解能量，你有了一個架構，知道事情是如何進行以及為何如此。瞭解能量帶給你方向，讓你知道如何在人生路上前行，並提供你需要的工具。

現在是啟程的時候了──在每一天、每一刻，使用能量來應對生活裡各種各樣的情況。這也是覺知進來的時候，你會越來越覺察發生了什麼事。能量的旅程就是覺知的旅程，進入更高意識的旅程。當你變得越覺知，你就會越覺察到能量。而你越運用能量，就變得越能覺察。它們是同一個現象的兩端。

如何進行？

如果你讀到了這裡，那麼能量就已經在對你說話了。它已不只是一個概念，而是棲息於你體內的火花，等著要燃燒得更燦爛更明亮。

我們想鼓勵你朝以下這三件事發展。

一、靜坐

首先是靜坐。靜坐就是把自己的意識往內，和自己的內在生命取得和諧。

對我們來說，靜坐是絕對的基本練習，它可以讓心智和情緒都安靜下來，清除內在與外在世界的雜音，幫助我們找到中心與平衡，最終打開通往更高意識的大門。

我們也知道大部份嘗試靜坐的人不會持久。這是因為在一開始的時候，內在生命的混亂和緊張會令我們很不舒服，我們寧可不要面對，於是我們逃避，用別的事情來讓自己分心。

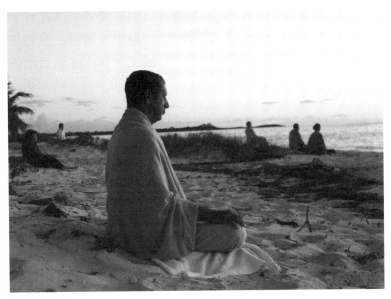

在沙灘上靜坐

● 詞彙定義：靜坐

靜坐是將你的覺察往內，並和你的內在生命，尤其是你的高我，取得和諧的一個過程。靜坐也是引導能量經由特定管道打開更高的能量、意識和感知的有力方式。

靜坐對於能量平衡非常重要，因為它能校準我們內在許多不平衡的能量。我們強力鼓勵你學習靜坐，讓靜坐成為你日常生活的一部分。每天半小時的靜坐是你能送給自己的最好禮物，這個禮物也會不斷成長，為你帶來豐厚的結果。

「靜坐」（meditation）的拉丁字源和「藥物」（medicine）一樣，都有療癒、治療、變好的意思。靜坐就是靈魂的藥物。正如身體的不同需要需用不同的藥物一樣，靈魂的不同需要，也要用不同的靜坐。你需要做些試驗，尋找什麼方式對你最有效。如果你能夠找到某個很瞭解各種靜坐法的老師，協助你找到適合你的靜坐，那就最好不過。

二、內在工作

除了靜坐以外，我們也想鼓勵你對自己的內在下工夫。內在工作是成熟自我的過程。你在自己的各個方面努力，從生理，到情緒、心智和靈性。你努力釋放從以前就帶在身上的不健康情緒、思考模式和能量的干擾。最重要的是，你會意識到自己擁有的許多力量與品質，學到何謂成熟，並且活出成熟的自我。

進行內在工作意味著長大。當我們說「長大」，我們指的是成長為成熟、有意識、有力量和完整的人。這會是刻意的作為：你選擇成長，你刻意耕耘你的心靈花園。

靈魂與本質

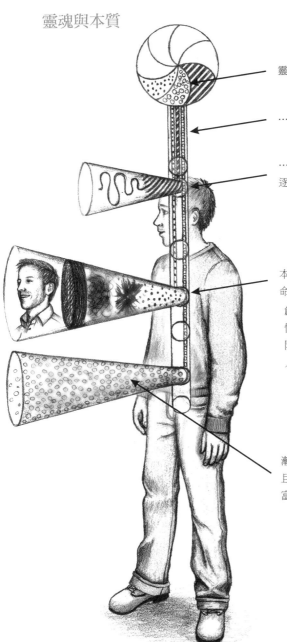

靈魂面向或靈魂品質

⋯經過核心通道往下流動⋯

⋯錨定在脈輪的根上
逐漸開展本質的品質

本質的開展需要經過特定形式的生
命教導與挑戰

創傷
憤怒　　有些情緒會留在脈輪。
防衛　}　我們的能量工作就是要釋
人格　　放它們以開展本質。

漸漸地，脈輪成熟了，打開了。並
且展現完整的功能，帶來靈魂的豐
富能力。

● 詞彙定義：內在工作
內在工作是透過在心靈上下工夫（瞭解並療癒心理的各個部分），刻意使自己成熟的過程。

你可能會需要做些試驗，看看什麼課程和書籍最適合你。無論如何，現在就開始吧。從「內在小孩」以及整理自己家庭的過往會是很好的起點。會這麼說是因為我們的許多問題大都來自童年經驗。療癒你的家庭創傷（即使你是來自所謂的「好」家庭）對於內在發展極為重要。

三、脈輪心理學
我們會鼓勵你做的第三件事就是深入探索脈輪。脈輪是我們的能量體很重要的部份。對於瞭解能量、內在工作和靜坐都很重要。我們在本書一開始的時候提過，脈輪工作非常廣泛，因此我們會有另外一本書討論。

● 詞彙定義：脈輪心理學
新興起的脈輪心理學描述意識的完整脈絡，從我們最早期的發展直到超越平常的覺知，觸及我們偉大的靈魂。

新興起的脈輪心理學描述了完整的意識發展脈絡，從演化最早期直到我們偉大的靈魂本質。瞭解脈輪是開啟我們全部潛能的萬能鑰匙。如果你想瞭解自己，你就要先瞭解你的脈輪。

將靜坐、內在工作和脈輪心理學這三者一起放在能量的架構裡，可以使你到達你從未想過的境界，獲得超越想像的生命滿足。

我們鼓勵你深入這趟旅程。我們看到每一個人都是生命織錦中的一個光點，而當一個人提升自己的振動時，這個光會散發出去，影響整體。

想像我們的星球上有幾百萬，有一天可能上億的人，他們都是瞭解能量、有意識地生活的成熟人類。這就是本書的最終目標——促成一個成熟、覺知和開悟的文明。

開始扮演你的角色吧！

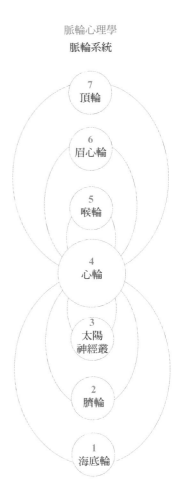

脈輪心理學
脈輪系統

7 頂輪
6 眉心輪
5 喉輪
4 心輪
3 太陽神經叢
2 臍輪
1 海底輪

第四部分
整合你的能量

18.
基本能量平衡練習及其變化

完整版能量平衡練習是什麼？
為何如此有效？

完整版能量平衡練習（FEBE）整合了能量平衡所有的重要動作，形成一套完整且有力的操作。這個兩分鐘的簡短練習會快速讓你居於中心。它會讓你心思清明、穩定你的情緒、平衡你的能量。

不只做的時候有效，它的效果還會累積。你每做一次，你就將能量通路刻畫得越深，你也就越來越能進入你的豐富內在。

雖然光是做這些動作就會很有收穫，然而瞭解每個動作的意義，透過專注和覺察，給予能量「正確的注意力」來移動它，將會帶給你更多益處。

平衡能量的練習有幾個版本。完整版能量平衡練習是兩分鐘的能量平衡，你可以連續重複做好幾次。快速版能量平衡練習（Quick Energy Balancing Exercise，QEBE）只需要半分鐘。延長版能量平衡練習（Extended Energy Balancing Exercise，EEBE）需要十到三十分鐘，你也可以根據需要個人化這個版本。

FEBE和QEBE的影片

你可以在我們的網站 www.energybalancing.me 找到示範這些練習的短片。

完整版能量平衡練習的概要

完整版能量平衡練習的步驟都是本書前面幾章的主要內容：

1. 找到中心，能量紮根，把能量帶到當下
2. 往上提升，創造和諧，喚醒心輪
3. 打開能量，向外擴展
4. 把能量帶回到自己身上
5. 將能量提升到頂輪上方，祈請高我
6. 打開自己，接受召喚而來的能量
7. 把這些頻率帶進身體，接地／紮根
8. 回到中心，能量場清澈且有保護界限

準備進行完整版能量平衡練習時，找一個不會被打擾的空間。電話、電子用品或其他人都可能打斷你的練習。

進行完整版的能量平衡練習

....

練習 18.1：完整版能量平衡練習

1. 居於中心（進）
站立，兩腳與肩同寬。把雙手放在心上，閉上眼睛，
來到你的中心

2. 紮根（下）
先深一口氣。吐氣時，手掌朝向地面，雙膝微彎，雙
手慢慢往下移動到海底輪。

3. 將能量提升到心輪（上）
吸氣時，手掌心朝向天花板，將能量透過核心通道提
升到心輪。

4. 打開自己（出）
吐氣時，慢慢將雙手從心的位置往前移動，擴展到兩
側，像是把自己打開。手掌仍然朝上。

5. 將能量帶回中心（進）
吸氣，手呈圓弧狀帶回前面，對著心輪。

6. 往上提升到超越（上）
吐氣，手掌朝上，把手從心輪部位往上提，將能量提
升超過頭頂，越高越好，祈請高我（祈求）。

7. 邀請高我（下）
吸氣，慢慢地往兩側打開手臂，手掌往上（召喚），召喚頂輪的能量下來。

8. 紮根高我（下）
當雙手到達心輪的高度，吐氣，手掌翻轉向著地面，繼續移動往下到海底輪。

9. 重複整個循環兩次
繼續重複這個循環，把能量提到心輪（步驟三），然後第三到第八重複兩次。

10. 在中心休息
結束的時候，將能量提到心輪，吐氣，將你的手放在心臟位置休息。回到你的中心。

快速參考要點：
1. 找到中心（進）
2. 紮根（下）
3. 將能量提升到心輪（上）
4. 打開自己（出）
5. 將能量帶回中心（進）
6. 往上提升到超越（上）
7. 邀請高我（下）
8. 紮根高我（下）
9. 重複整個循環兩次 (第三到第八的動作)
10. 在中心休息

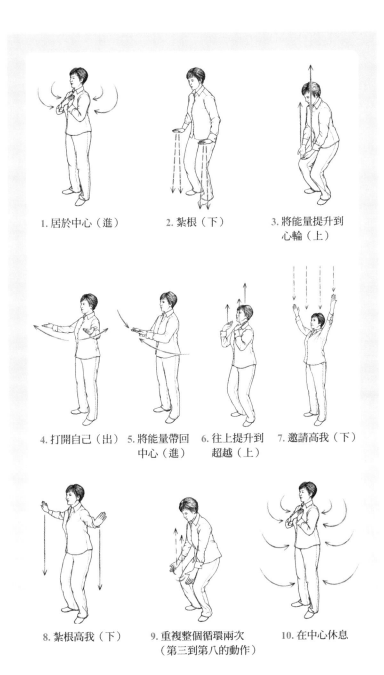

1. 居於中心（進）　2. 紮根（下）　3. 將能量提升到
　　　　　　　　　　　　　　　　　　心輪（上）

4. 打開自己（出）　5. 將能量帶回　6. 往上提升到　7. 邀請高我（下）
　　　　　　　　　　　中心（進）　　超越（上）

8. 紮根高我（下）　9. 重複整個循環兩次　10. 在中心休息
　　　　　　　　　　（第三到第八的動作）

快速版能量平衡練習

快速版用兩個簡單的主要動作在三十秒內將你從生活的混亂中提升出來。（請見練習 18.2）

延長版能量平衡練習

延長版能量平衡練習是完整版的自由形式版本。有時你會感覺自己某部分的能量需要注意。或許你太外展了，需要花點時間把自己帶回中心，讓自己的能量平衡。也或許你過度提升，腦子裡能量太多而需要接地紮根。

進行延長版能量平衡練習時，你在每個步驟想花多少時間就花多少時間。當你覺得那部分完成了，再繼續下一步。你可以依個人需要改變順序，或只做你覺得需要做的部份。

練習 18.2：快速版能量平衡練習

1. 下
站立，雙腳與肩同寬。吸氣，手掌向下，隨著吐氣把手帶到海底輪的位置。膝蓋微彎。

2. 上
「收集」海底輪的能量，想像把能量握在手中。吸氣，掌心向上，用手臂把能量用力「掃」到頭上，越高越好。

3. 出

吐氣時，手臂慢慢展開到兩側，然後慢慢把手帶到下面的海底輪。

4. 重複

再次用力往上「掃」能量。重複 2 和 3 的動作至少兩次。

5. 進

閉上眼睛，注意力往內，注意你的中心。

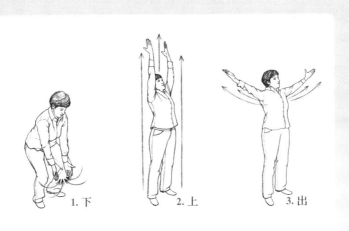

1. 下　　　2. 上　　　3. 出

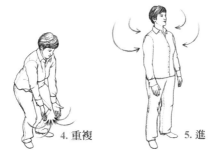

4. 重複　　　5. 進

延長版能量平衡練習 ：七個步驟的目標

1. 清理能量場	把「碎屑」清出去，不論是你自己扭曲的情緒或心智能量，或是來自他人、機器或環境的能量。
2. 往內，居於中心	當你覺得能量過度擴展，（這可以是來自強烈的情緒或有太多事要做。）這個步驟可以幫你回到中心。
3. 為海底輪充電	當你覺得能量低落、疲憊、僵硬、恐懼、思考停滯、虛脫、貧乏、羞愧或有罪惡感時，這樣做可以帶來活力。活化昆達里尼（生命力）。
4. 能量往上	當你想擺脫混亂，這個步驟可以幫助你。它會校準垂直向的能量，連結你的本質或較高層面的資源（註：譬如高我、指導靈等）。
5. 連結「超越」	連結你和你的潛能、更高智慧、直覺與啟發。
6. 將高我帶下來	將更高能量錨定在身體裡。把覺察、新的洞見和觀點也帶進你的系統與生活。協助顯化你的夢想、獲得活力，並且行事積極。
7. 建立能量界限	保持有活力的能量、有清楚的能量界限、在你的能量場邊緣建立保護。

練習 18.3：延長版的能量平衡練習

1. 清理能量場，除掉碎屑
   - **清理能量場：**用想像力觀想淤塞在你的能量場裡的碎屑。掌心向外，在整個能量場裡移動雙手，清掉碎屑。「看到」自己把灰塵和能量碎屑都掃掉了。

2. 帶入能量，安於核心通道
   - **收集能量：**首先，雙手前伸，手掌向著自己。開始從身體周圍收集能量，慢慢把它們帶入你的身體。
   - **停留在核心通道：**一隻手放在胸骨，另一隻手放在恥骨，與核心通道平行。花一點時間將能量吸入核心通道。當你居於中心時，花些時間感受平靜。

3. 充電並喚醒海底輪
   - **打氣：**膝蓋微彎，雙手放在兩側，舉起再放下。掌心向下，將能量往下推。每次往下推時，從喉嚨深處發出「喝」的聲音。這麼做至少三分鐘。

4. 沿著核心通道往上充電
   - **將海底輪和心輪之間的核心通道充電：**接下來吸氣時，將海底輪累積的能量往上提升到心輪。吐氣時，讓能量回到海底輪。重複幾次，直到你感覺你的核心通道的振動更強了。

- **用手輔助：**吸氣時，掌心向上，將能量從海底輪提升到心輪。吐氣時，翻轉手掌，把能量推回海底輪。用類似太極拳的動作重複這麼做幾次。結束時，雙手在心臟的高度。

5. 連結「超越」

- **從心輪往上到高我：**現在讓心輪的呼吸變得更緩和，因為你要進入身體上半身較為精細的能量了。吐氣時，用手從心輪把能量提升到頭頂和頭頂上方。
- 深吸氣，兩隻手臂向外側擴展，再慢慢收回到心輪部位。
- 再一次，把能量從心輪提升到高我，大約頭頂上方一呎處。重複至少三次。
- **校準直向能量：**最後一次重複後，把雙臂舉高，越高越好，掌心相對，放在頭頂上方。保持這姿勢一會兒，呼吸越輕鬆越好，感覺能量在擴展。

6. 把高我帶下來，錨定

- **把高我帶到海底輪：**慢慢從頂輪將能量帶到海底輪。掌心對著身體，想像自己在溫和地搧動更高的頻率：光、覺知與智慧，這些都進入了你的能量場。重複做幾次。
- **將高我能量接地：**持續將能量往下掃到腳部。花一點時間增加更高能量的流動，經由雙腿和關節，這些能量進入了大地。
- **生根：**想像自己像一棵樹，看到你的「根」延伸，

深深埋入大地。感覺那份踏實感。錨定後，放鬆。

7.建立保護的能量界限
- **從中心往外放射**：觀想你的海底輪紮了根，你的頂輪向上連結，你的中心向四周放射大約三呎。
- **定義你的能量界限**：為幫助你的系統更能保留好的能量，你可以把手從遠處朝身體移進，掌心向內。觀想自己將能量場邊緣建立了大約十英寸厚（約二十五公分）的保護。
- 穩固整個能量場——前面、後面、兩側、上面和下面。
- 當你的能量場形成一層清楚明確的界限，你的手可以休息、放鬆了。
- **和高我共振，同時保持居於中心**：想像你的能量場現在和核心的更高能量一起振動，同時也保持著健康的能量界限。

快速參考要點：
1.清理能量場，除掉碎屑
2.帶入能量，安於核心通道
3.充電並喚醒海底輪
4.沿著核心通道往上充電
5.連結「超越」
6.把高我帶下來，錨定
7.建立保護的能量界限

19.
各種主題的快速參考

查問題—診斷—找到解答！

情緒

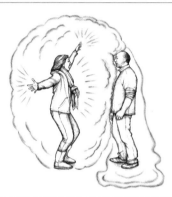

議題或徵狀	可能的能量原因	能量療癒的建議	參考章節
人際關係困難	因關懷、愛或吸取能量的侵犯	先查看是否有因關懷、愛或吸取能量的侵犯狀況，接收「好」能量，封鎖「有害」能量，必須要會分辨好與有害的能量。	6 12
開啟「你的心之火」	心輪流動受到阻塞、限制或保留	打開你的心，喚醒你的心，引燃更多的愛。	7 14
沒有明顯原因，但令人困擾的情緒令你失去平衡	同理心作用——不自覺地和別人的情緒共鳴、接收了能量垃圾	辨認不想要的情緒能量來源，掃除能量場裡的粘稠垃圾。	2 3
覺得情緒麻木、僵化或震驚	太多不健康的能量進入、能量場收縮	用融化技巧和能量塑形打開收縮的能量場	9
過度討好或過度照料別人	能量場中心偏移、太多的能量外流、能量聚集在前面	回到自己內心，感受核心通道。	4

過度干預，不論是干預別人的生活或別人干預你	以過度的情緒侵犯他人能量場	瞭解愛 / 關心為何會造成困擾。	12
以情緒困擾別人、情緒讓人無法招架	太多能量外流、失去能量	檢查能量流失 / 裂口。	8
退出情緒劇碼，變得較像個「觀察者」	過度活躍的低層脈輪	把能量往上提，轉變到較高層的意識，發現你內在的「觀察者」。	12

強勢和控制

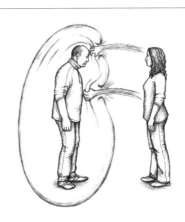

議題或徵狀	可能的能量原因	能量療癒的建議	參考章節
過度強勢或控制別人——有攻擊性、專橫或急進	太多能量外流、太陽神經叢過度活躍、海底輪過度充電	閱讀有關攻擊和意志的侵犯，仔細看「造成影響」和「提供 VS. 強迫」的不同。	4 11 12
與人衝突	不自覺地接收或傳遞憤怒	清理自己的能量場，閱讀第十章的「有意識與無意識的創造」。	3 10
操控他人	意志、侵入別人的能量界限	學習關於意志的能量侵犯，建立能量界線來限制自己的能量，學習有意識地給指令。	8 11 12

自信與賦權

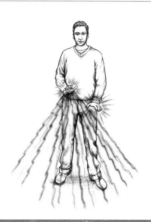

議題或徵狀	可能的 能量原因	能量療癒的建議	參考 章節
意志過強或意志被別人壓抑或操控	能量侵犯、別人如何侵犯你、你如何創造了這個情況	學習有關能量的侵犯，把自己的空間拿回來，學習說「不」，建立能量界限。	7 8 12
別人把他們的情緒或「故事」丟給你	不健康的能量進入能量場、沒有建立你的個人空間	保護自己，不要接收負面能量，建立健康的界限。	7 8
過度敏感、容易受傷 被冒犯、容易被擊倒	過多的能量進入、不健康的界限、接收太多能量	用「融化」的技巧重新回到平衡，進行「允許能量前行」的步驟。	4 8 9 13
需要保護	沒有保護自己	建立保護的牆	7
需要被感謝、欣賞	太多能量外流、沒有和自我核心連結	做「核心通道體驗」的練習，將覺察從臍輪提升到太陽神經叢，和你內在已經擁有的本質連結。	4 13 14

沒有連結

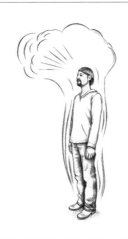

議題或徵狀	可能的 能量原因	能量療癒的建議	參考 章節
覺得和自己的身體失去連結或沒有接地紮根	太多能量往上——沒有接地	更踏實些，盡量多做接地紮根的練習。	4 16
心智上的逃避	太多能量往上——在腦子裡	完全回到身體，參與這個世界並變得更有效率。	11
腦子紛亂	眉心輪能量渾濁或旋轉過度	放空腦袋和清理能量場，做「樹的練習」。	3 4
作白日夢，不切實際或過度「靈性」	高層和低層脈輪失去連結，沒效率	接地，把想法和夢想帶下來，學習如何把能量用正確的影響力送到正確的地方。	11 16
覺得與人生的美好事物無關 寂寞、感覺匱乏	能量牆關閉了你的能量系統	學習再次接受美好事物，檢查你的好能量從何處來。	6
和內在自我及內在感覺失聯	不向他人或自己表現脆弱	閱讀「有意識的脆弱」協助打開自己。	7

缺乏能量

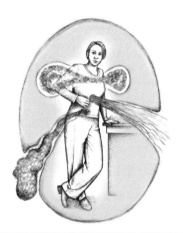

議題或徵狀	可能的能量原因	能量療癒的建議	參考章節
感覺渾噩、懶散、遲鈍、混亂或陰鬱	能量場充滿「能量碎屑」	檢查身邊的人和地方的能量品質，清理和掃除你的能量場裡的碎屑。	2 3
失去動力，覺得疲倦，懶惰不想動	太多能量往下——能量不足	回到中心，喚醒海底輪並在身體和能量上充電。	4 16
覺得挫折、無望、難過或沮喪	太多的能量往下——能量崩塌	把能量往上提	14
上癮——食物、酒精、藥物、性	能量漏損，與更高能量失去連結	學習更多關於能量漏損的知識並修補能量。將覺察力從低層轉變到覺察較高脈輪。連結你的智慧，認識並連結高我，找到啟發和目標。	8 14 15

顯化

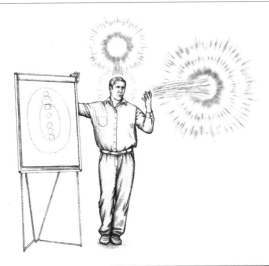

議題或徵狀	可能的 能量原因	能量療癒的建議	參考 章節
同時進行太多事行動過於分散	太多能量往外／太高調	居於中心，回到自己、接地，做樹的練習來校準自己的能量。	4
渴望創造你要的生活 —— 有效率、有力量和喜悅	抑制能量、尚未認出自己的潛能或使用全部的能量	做自己的主人，閱讀「創造」和「有意識的創造」。學習如何從中心送出能量並創造你真正想要的影響。強化你的本質。	10 11 13 14

行動中的能量

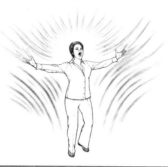

議題或徵狀	可能的能量原因	能量療癒的建議	參考章節
能量流動的四個方向		完整版和快速版的能量平衡練習,能校準你的能量系統並創造平衡。	18
做更多練習		學習延長版能量平衡練習七步驟的目的,並多做練習。	18

意識的成長

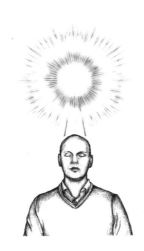

議題或徵狀	可能的 能量原因	能量療癒的建議	參考 章節
轉化和成長你的 意識		將能量提升到較高意識／能 量中心。	14
遇見神奇		瞭解更多你的高我和其重要 性。	15
超越人格，進入 智慧		體驗頂輪是智慧、直覺和洞 見的中心。	14
支持自我和／或靈 性成長		讀更多有關能量平衡、能量 心理學、靜坐和內在工作的 工具和目的。	17

知識

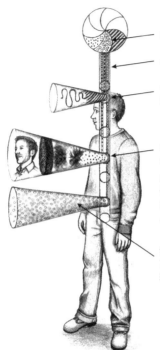

靈魂面向或靈魂品質

…往下流動核心通道…

…錨定在脈輪的根上
逐漸開展本質的品質

本質的開展需要經過特定形式的
生命教導與挑戰

創傷
憤怒　　有些情緒會留在脈輪。
防衛　　我們的能量工作就是要
人格　　釋放它們以開展本質。

漸漸地，脈輪成熟了，打開
了。並且展現完整的功能，帶
來靈魂的豐富能力。

議題或徵狀	可能的 能量原因	能量療癒的建議	參考 章節
行動的層面和意識的層面		閱讀直向與橫向能量，能量的循環流動以及進、上、下、出。	4
尋找名詞、能量原則或定義		第二十章列出了全部的十八個能量原則，第二十一章的詞彙解釋可以提供大部份能量詞彙的定義。	20 21
繼續平衡能量		請參考我們的網站，瞭解你所住地區附近的課程或是使用線上訓練課程。	

20.
十八個能量原則列表

號碼 / 名稱	能量原則	圖像	章節
1. 人類的能量場是個天線	人類的能量場就像是最敏感的天線。		2
2. 能量——所有事物底下的細微結構	我們說的「能量」指的是存在於我們的身體，在我們和別人之間流動的微妙力量。它存在於一切萬物，存在於所有地方。		3
3. 能量是物質	我們的思想、感覺和生命力量都是物質。		3
4. 一切都是振動	不單是具體的物質，包括生命能量、思想和感受，都是具有能量的頻率振動。		3
5. 能量跟隨覺察跟隨你的思想	你的注意力去哪裡，能量就會流向哪裡。		3
6. 能量轉移	能量會在人、地方和東西之間轉移。		3

7. 能量場是有層次的	人就像洋蔥，由許多層能量組成。		3
8. 中心——能量的位置	中心是你的身體中間的能量位置。這是一個垂直的能量通道，能量在此流動，從脊椎的底部（海底輪）一直到頂輪。		4
9. 居於中心——一種能量狀態	居於中心是一種能量狀態，此時，你的能量在核心通道紮根，使得整個能量系統一致與整合。		4
10. 能量流動的四個方向	人的能量流動有四個主要方向。		5
11. 我們是強大的能量發射器	我們每一刻都從我們的能量場散發出強有力的能量。		10
12. 每一層的人類能量場都能創造	每層能量都有它的創造，都對情況有特定的影響。		10

13. 能量提升意識	將能量從較低狀態移動到較高狀態的過程會提升意識的層次。	14
14. 較高的意識在頭頂開啟	將能量往上帶到頂輪可以刺激更高層次的意識。	15
15. 祈求與召喚	祈求與召喚具有因果關係，當你祈請，能量的世界就會回應你。	15
16. 靈性的實體性	靈性是身體裡的體驗。	16
17. 顯化高我（更高意識）	我們在地球是要把靈魂的更高能量帶下來，體現在我們的身體、情緒、心智和行為。	16
18. 能量的更高召喚	能量尋求開展更高的振動和更高的意識。	17

21.
能量詞彙解釋

◎一致（Alignment）

一致指的是能量場的狀態。所有的脈輪都達到一致、平衡、和諧、功能完好，成為整合的一體。

◎超越（Beyond）

超越代表更高意識的層次，每個人都可以達到。也稱為更高智慧或靈魂。位置在頭頂上一呎處，透過直向的能量管道往上提升而觸及。這裡也是第八脈輪或能量中心。

◎界限(Boundaries)和有意識的界限(Conscious Boundaries)

界限就是人類能量場的外緣，像是蛋殼包圍著蛋。

有意識的界限就是有能力建立保護自己的牆，不讓不該進來的東西進來，同時將自己的能量維持在能量場裡，能量不會不恰當的流出（請參考「界限圈」）。

◎橋（Bridge）

橋是核心通道的一部份，在頭頂（頂輪）和大約頭頂一呎處的第八脈輪（高我）之間。將能量一路提升並通過這裡，我們便刺激和開啟了這個橋，創造出與更高意識的更直接連結。（請參考「核心通道」、「頂輪」、「高我」、「超越」）

◎中心（Center）
能量場平衡的位置。能量場要不是居於中心，就是偏離中心——太多能量在前面、後面、兩側、上面或下面（請參考「偏離中心」）。

◎脈輪心理學（Chakra Psychology）
正在興起的脈輪心理學探索人類能量系統中的主要七個能量中心，以及它們如何影響我們的感受、思考、身體、行為和能量。

◎充電（Charge）
能量場裡的能量充滿的狀態，像充滿電的電池一樣。充電可以為你做的一切帶來活力。

◎能量的循環流動（Circular Flow of Energy）
能量平衡是根據四個方向的能量流動——進、上、下、出。

能量循環就是當能量在這些方向都流動得很健康，帶給你滋養、紮根和連結。

◎清理（Clearing）
清理就是從能量場清掉／移除我們不要的能量的過程（請參考「碎屑」、「灰塵」、「粘稠物」和「層次」）。

◎意識（Consciousness）
意識是一種完形，覺察的狀態，以及一種看待世界的方法，包括感覺和思想。

◎有意識的創造（Conscious Creatorship）
有意識的創造就是你知道自己放射出的能量。你也有足夠技巧，能夠創造你要的效果（請參考「創造」和「無意識的創造」）。

◎核心通道（Core Channel）
核心通道是一個直向的能量管道，就在能量身體的中間，從脊椎的底部一直到頭頂。它和脊椎平行，位置在脊椎前面一點，就在身軀的中間。

◎創造（Creatorship）
創造就是我們經由送出去的能量，影響環境的能力（請參考「無意識」和「有意識的創造」）。

◎頂輪（Crown Chakra）
頂輪就是在我們頭頂的能量中心。對於能量平衡，這是很重要的中心，我們用呼吸來往上提升能量及意識（請參考第十四章）。

頂輪讓我們能夠經由橋來體驗「超越」（請參考第十五章、「橋」和「超越」）。

頂輪也是樹的練習的重要元素，你將能量透過核心通道往上提升到頂輪並開啟頂輪，就像樹的樹冠一樣（請參考第四章、「中心」、「核心通道」、「樹」、「上」和「超越」）。

◎動能中心（Dynamic Center）
動能中心就是能量流動，流經你的中心，從脊椎底下到頭頂的經驗（請參考「樹」）。

◎下、往下（Down）
能量往下進入你的方向。也代表能量聚集，以及紮根。

生命的領域：「下」代表你在身體裡，活在此刻當下。

能量場不健康的位置：如果能量集中在中心之下，或是太多能量聚集在下面。

把更高能量往下移動到身體裡的動作，繼續向下到大地（接地紮根）。

◎除塵（Dusting）
清除能量場第一層裡的碎屑雜物。每天或每個對話都會在這一層累積碎屑，需要每天清理，甚至每天清理數次（請參考「碎屑」和「粘稠物」）。

◎能量（Energy）
能量是一切萬有底下極微細的脈絡。我們說的能量指的是一個微妙力量的世界，它存在於我們身體，在我們和其他人之間流動，它存在於各處和萬物之中。能量是一種物質。我們的思想、感受，以及我們的生命能量都是物質。

◎能量塑形（Energy Modeling）
能量塑形是一種工具，協助你辨認能量的流動，並且形成和組織人類能量場裡的能量。你用手和／或姿勢在身體某個特定地方或整個能量場來形塑能量的結構。

◎本質（Essence）

本質就是最重要、最基本的你。我們每個人天生就有這個發亮的傑出特質。就像光線通過三稜鏡，透出來散開成許多顏色，本質也具有很多品質，例如活力、喜悅、力量、愛、創造力、智力和直覺（請參考「黃金存有」）。

◎召喚（Evoking）

祈求是你向「超越」呼喚。召喚是你得到的回應。你能夠接收來自高我的回應。這是神奇的經驗，像魔術一樣。被召喚出來的或許是感覺、洞見、圖像或夢想。它可能很細微，或很強烈，像閃電一般（請參考第十五章及「祈求」）。

◎完整版能量平衡練習（Full Energy Balancing Exercise, FEBE）

簡單的兩分鐘連續動作，觸碰到能量流動的所有方向，創造一致、平衡和提升的意識（請參考 QEBE）。

◎黃金存有（Golden Being）

和本質同義。「黃金存有」是你最重要、最基本的存在（請參考「本質」）。

◎粘稠物（Goop）

粘稠物是進入你的能量場，造成阻塞的一種能量殘渣。它是「碎屑」的一種，和「灰塵」（造成能量場阻塞的輕型能量）一樣。粘稠物具有較多的物質，是由沉重的情緒和思想組成，它會影響你的能量場的特定地方。粘稠物可以

對你造成極具破壞性的影響（請參考「碎屑」、「灰塵」、「層次」）。

◎接地／紮根（Grounding）

將高我或更高的力量賦予形體和表達的形式，之前是無形的，現在是有形的。

完整的進入身體，充滿動能及活力。

和大地與自然產生連結。

負責任的處理實際事務。

◎高我（Higher Self）

高我或第八脈輪是能量渦旋，大約在頭頂上方一呎處，這是你的更高部分，它有很高的頻率，具有意識的更高面向（請參考「渦旋」、「橋」、「超越」）。

◎橫向層面（Horizontal Plane）

橫向是行動與關係的層面。能量橫向流出去到我們四周，也從別人和環境橫向的流進來。當你說話的時候，當你和別人產生連結的時候，無論是愛或憤怒，都有橫向的能量流動。

◎造成影響（Impacting）

送出能量，造成影響，改變環境的過程。

◎進、進入（IN）

能量從別人或環境流進你的方向。（請參考第六和第七章的能量流動，要不要讓能量進來，以及討論能量界限的部份）。

生命的一個領域，指的是你的內在生命；思想、情緒和內在感受的豐富世界。

能量場不健康的位置，如果你的能量是過度往內（收縮、縮小或凍結）。

當你過度往外，遠離中心時，你應該採取的行動：把能量收進來。

◎內在感官（Inner Sense）

內在感官讓我們能感受我們的內在，一個充滿思想、情緒和能量的豐富世界。

◎內在工作（Inner Work）

內在工作就是刻意讓自己成熟，直接在心靈各部分努力的過程。內在工作的目的是清除受限的模式，提升意識，盡可能活得充實完整。

◎祈求（Invoking）

祈求是向上接觸「超越」的過程。是你在呼喚、打招呼、祈求感受「超越」的存在，或是問某個問題的方式。你往上送出話語、意圖、情緒和能量，創造一條能量通道。經由祈求，你開始了一個過程，讓神奇的經驗因此發生（請參考「召喚」）。

◎層次（Layers）

我們的能量場就像洋蔥，由許多不同的層次組成。較外面的層次是比較表面的感受和思想。較內層、較深處的層次是比較強烈有力和重要的感受和思想。

◎裂縫（Leaks）

能量場裡一個或數個讓能量流失的地方（請參考「界限圈」）。

◎意識的層次（Level of Consciousness）

意識是一個完形，是我們看世界的方式，包括感覺和思想。意識的層次和演化有關，反映了早期和近期我們感知能力的發展。將能量從較低處提升到較高處可以提升意識的層次。

◎提升意識（Lifting Consciousness）

把意識從比較低的能量中心提升到比較高的能量中心的過程。

◎靜坐（Meditation）

將你的覺察往內，和自己的內在生命取得一致的過程，尤其是與較高的部分。靜心也是引導能量經由某些管道來打開更高層能量、意識和認知的有力方法。

◎負面能量（Negative Energies）

負面能量具有破壞性，它會限制正向生命能量的流動（請參考「正向能量」）。

◎偏離中心（Off-center）
當能量場的位置在你前面或後面，上面或下面，或側面，
你就偏離了中心。你沒有紮根在核心通道裡（請參考「中
心」、「核心通道」）。

◎出（OUT）
能量從你的能量場流到四周環境的方向（請參考第十到
十三章關於能量流出、創造、影響、把你的本質帶出來的
討論）。

生命的一個領域：你四周的環境，人與事物和地方。

你的能量場流失能量的不健康位置；通常指能量場過度在
前面，但也可以表示使你偏離中心的任何方向。

◎負起責任/能量的所有權（Ownership）
為自己的能量創造負責的態度，承認能量的所有權。

◎個人空間（Personal Space）
以能量而言，你的個人空間指的是能量場的大小，大約從
你的身體往四周放射出三呎遠（請參考「界限」和「界限
圈」）。

◎正面能量（Positive Energies）
正面能量是令人充滿活力，能夠提升我們，對我們有益的
健康能量（請參考「負面能量」）。

◎快速版能量平衡練習
（Quick Energy Balancing Exercise，QEBE）
三十秒鐘的能量流動練習，將你從「一般的碎屑」中提升
出來（請參考 FEBE）。

◎界限圈（Ring-Pass-Not）
界限圈是一層柔軟的能量界限，讓能量保持在內，到了某
個範圍就不讓能量繼續往外流失（請參考「能量裂縫」）。

◎敏感（Sensitivity）〔對能量敏感（Sensitivity to Energy）〕
每個人都對能量敏感，只是大部份的人不知道而已。因為
各種原因，人們和自己的敏感失聯了。但每個人都可以感
覺到各種各樣正在發生的能量。可能只是身體的某種很細
微的感覺，或是情緒的變化，但我們不斷的接收到能量並
作出反應。

◎不倒翁（Steh-auf-Mannchen）
來自德文，意思是「站著的人」，指的是一種娃娃，底下
是圓的，放滿沙子或水。你把它打倒，它總是會又站起來。
這裡用來比喻快速回到中心。

◎碎屑（Stuff）
「碎屑」指的是殘留的能量渣渣，阻塞了你的能量場。「碎
屑」是你和別人的情緒及思想的能量殘渣，以及機器、手
機、電腦等等東西發出的不和諧的能量。「碎屑」有兩種，
「灰塵」是比較輕的能量，它可以到處都是。「粘稠物」
則是厚重的情緒和思想，影響特定的能量中心（請參考「粘
稠物」和「灰塵」）。

◎轉化（Transformation）

轉化指的是將你的能量從一個狀態改變為另一個狀態的過程，通常是從低到高。轉化你的能量會改變你對世界的認知、你的想法、感覺和行動。

◎樹（The tree）

樹是一個比喻，也是一個練習，它讓我們紮根（樹根進入土地），居於核心（能量在樹幹上下流動），和更高自我連結（就像樹冠對天空展開）。

◎無意識的創造（Unconscious Creatorship）

無意識的創造是你沒有覺察到你送出的能量，以及它們所造成的影響（請參考「創造」和「有意識的創造」）。

◎上、往上（UP）

能量在你身體往上流動的方向。能量往上流動可以提升意識的層面和振動。往上可以讓你連結到更高的生命層次，給你洞見、智慧和更高的瞭解（請參考第十四及十五章）

生命的某個領域：「上」代表了更高意識的層次，每個人都具有的面向。「上」代表你經由更高的能量中心生活，這可以使你的思考和行為都來自更高的觀點和意識，而不是活在低層中心和它們的本能模式。

能量過度在上面的時候是不健康的能量場位置。

當能量過低時的行動：把能量往上提升到更高的意識。

◎直向層面（Vertical Plane）

直向的方向是意識的層面。這是內在的方向，它和能量在核心通道流動有關。能量於此流動的方式可以改變我們思想和情緒的品質。

雖然我們說直向層面是內在的，它還是有外在的一面，直向使我們與大地連結、紮根，它開啟我們更高的意識，讓我們經驗到上層意識的美好。

◎侵犯（Violation）

只要你不願意，任何進入你的能量場的能量都可能是侵犯。反之，如果你沒有取得別人的許可，而踩過了他們的能量界限，你便是在侵犯別人。

◎渦旋（Vortex）〔能量渦漩（Energy Vortex）〕

渦旋是一個能量集中點，許多能量在此聚集、改變狀態與形式。人類就是一個大型的能量渦旋。在我們的能量場裡，還有許多更小的渦旋。

◎易受傷害／脆弱（Vulnerability）和有意識的脆弱（Conscious vulnerability）

脆弱是我們「受感動的能力」和容易受傷的根本特質，這個特性使得我們可以被各種各樣的事物感動、影響。

有意識的脆弱是放下牆，讓自己被感動的能力。

◎牆（Walls）

在能量場裡的保護層，它能隔離不想要的能量，讓它們進不來。能量牆是必要的保護，但它經常會變成牢固在一個地方，因此限制了我們並禁錮了我們的生命能量。

宇宙花園 20

關於能量——能量運作和日常生活的能量平衡

Your Energy in Action—Energy Balancing for Daily Living

作者：卡比爾‧賈菲(Kabir Jaffe)、瑞塔瑪‧黛維森(Ritama Davidson)、瑪格莉塔‧貝
　　　梭（Margaretha Bessel）、克莉斯提安‧巴赫特（Christiane Becht）

譯者：丁凡、張志華

出版：宇宙花園有限公司　　通訊地址：北市安和路1段11號4樓

e-mail：service@cosmicgarden.com.tw

編輯：宇宙花園　封面繪圖：Satel　美編／封面設計：高鍾琪

印刷：鴻霖印刷傳媒股份有限公司

總經銷：聯合發行股份有限公司　電話：(02)2917-8022

初版：2016年11月　五刷：2020年10月　定價：NT$ 420元

ISBN: 978-986-91965-3-6

Your Energy in Action by Kabir Jaffe and Ritama Davidson

Copyright © 2013 by Energy Balancing Institute

Illustrated by Antonia Baginski

This edition arranged with KLEINWORKS AGENCY through BIG APPLE
AGENCY,INC.,LABUAN,MALAYSIA.

Traditional Chinese Edition Copyright © 2016 by Cosmic Garden Publishing Co., Ltd.

All rights reserved.

國家圖書館出版品預行編目(CIP)資料

關於能量：能量運作和日常生活的能量平衡
卡比爾.賈菲（Kabir Jaffe）等作；丁凡譯.
-- 初版. -- 臺北市：宇宙花園, 2016.10
　面；　公分. --（宇宙花園；20 ）
譯自：Your energy in action : energy balancing
for daily living
ISBN 978-986-91965-3-6（平裝）

1. 健康法 2. 能量

411.1　　　　　　　　　　　105020103